姫野 桂 著

KEI HIMENO

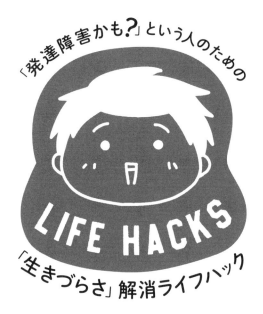

「発達障害かも?」という人のための

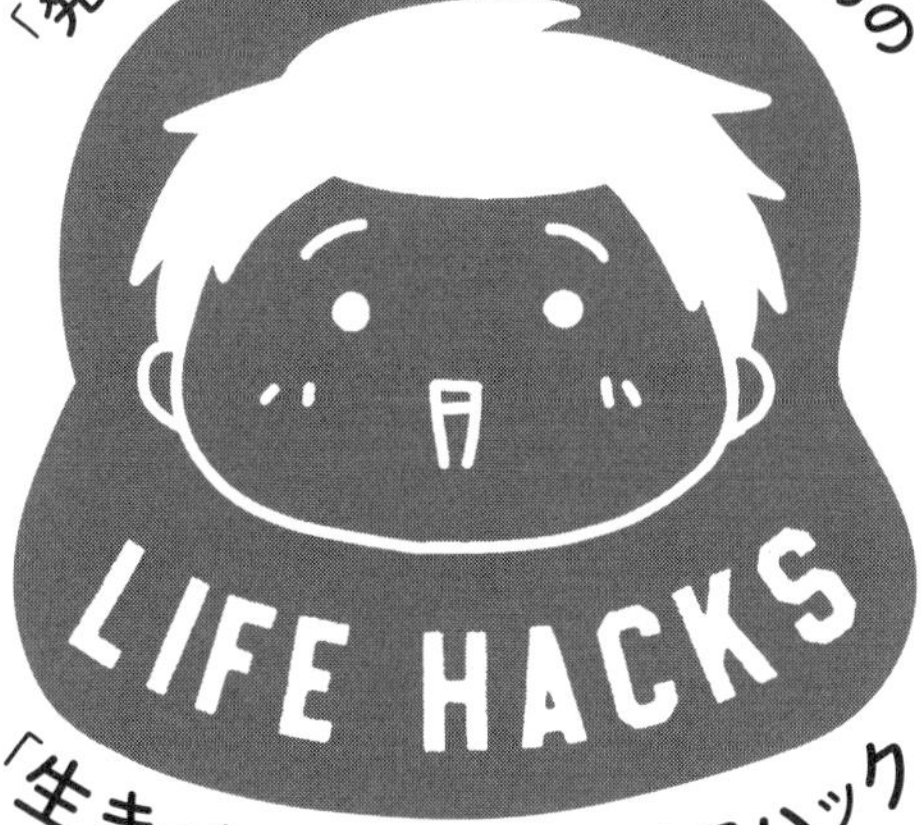

「生きづらさ」解消ライフハック

THAT MAKE YOUR EVERYDAY
MUCH BETTER AND EASIER

Discover

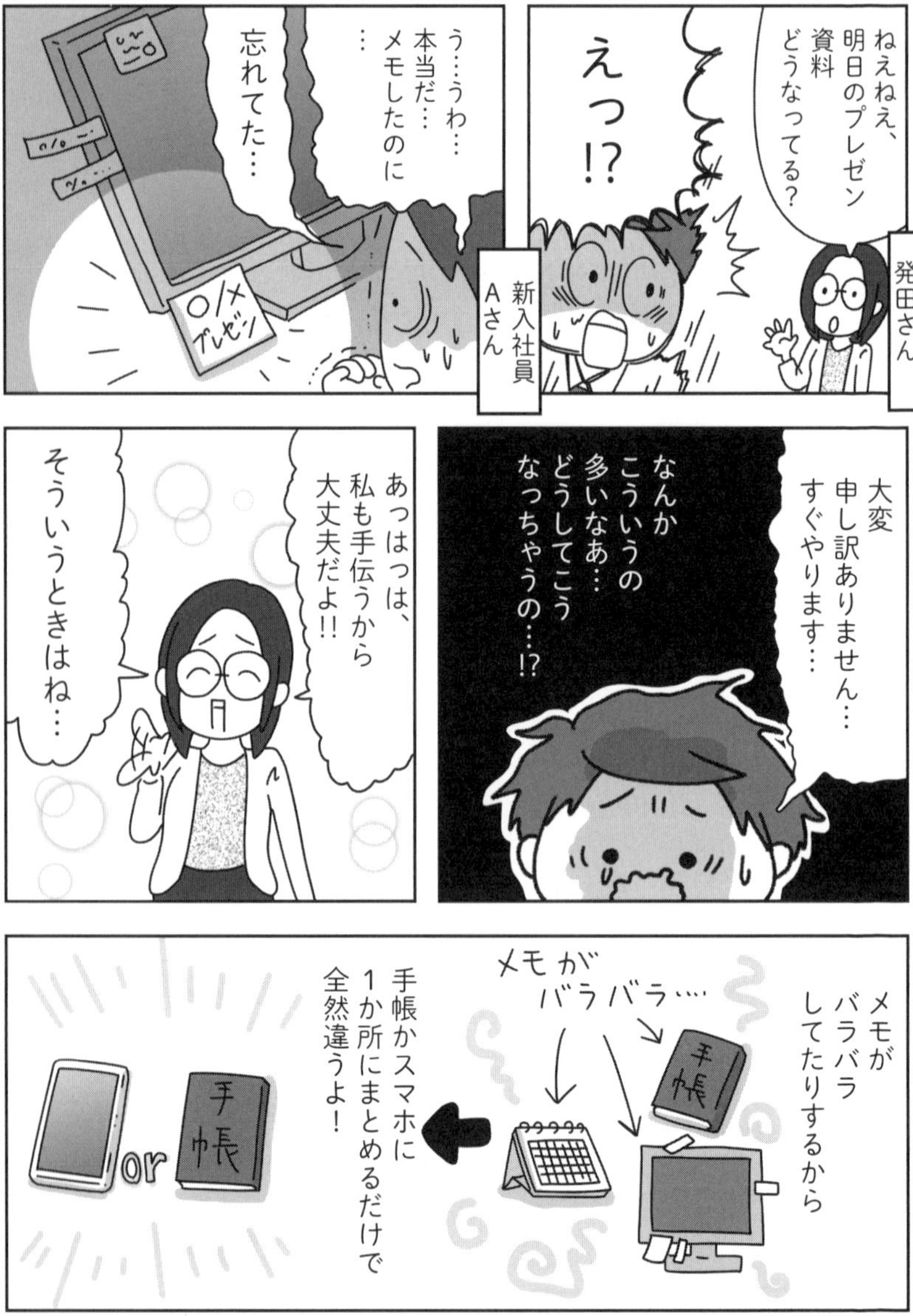

先輩社員
発田《はった》さん
ねえねえ、明日のプレゼン資料どうなってる？
えっ!?
新入社員
Aさん
う…うわ…本当だ…メモしたのに…
忘れてた…
○/×
プレゼン
大変申し訳ありません…すぐやります…
なんかこういうの多いなあ…どうしてこうなっちゃうの…!?
あっはっは、私も手伝うから大丈夫だよ!!
そういうときはね…
メモがバラバラしてたりするから
メモがバラバラ…
手帳
手帳かスマホに1か所にまとめるだけで全然違うよ！
or
手帳

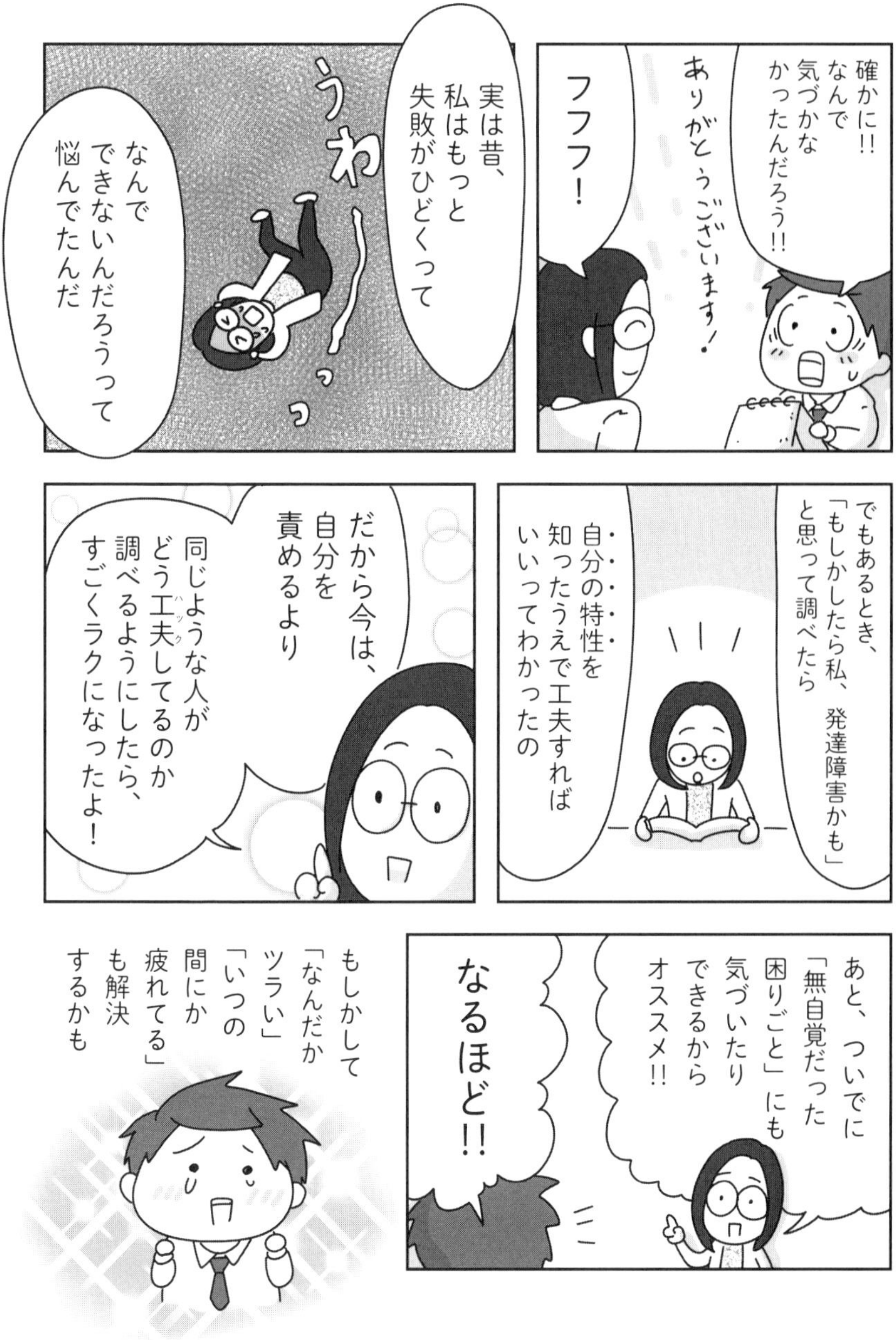
確かに!! なんで気づかなかったんだろう!!
ありがとうございます!
フフフ!
実は昔、私はもっと失敗がひどくって
うわ〜っっ
なんでできないんだろうって悩んでたんだ
でもあるとき、「もしかしたら私、発達障害かも」と思って調べたら
自分の特性を知ったうえで工夫すればいいってわかったの
だから今は、自分を責めるより
同じような人がどう工夫《ハック》してるのか調べるようにしたら、すごくラクになったよ!
あと、ついでに「無自覚だった困りごと」にも気づいたりできるからオススメ!!
なるほど!!
もしかして「なんだかツラい」「いつの間にか疲れてる」も解決するかも

はじめに

２０１９年3月31日という年度末の日、拙著『私たちは生きづらさを抱えている――発達障害じゃない人に伝えたい当事者の本音』（イースト・プレス）と『発達障害グレーゾーン』（扶桑社）の合同イベント、題して「生きづらいけど生きのびたい！『発達ハック』コンテスト」をLOFT9 Shibuyaで開催しました。

登壇者は私のほか、「発達障害BAR The BRATs」マスターの光武克さん、株式会社ＬＩＴＡＬＩＣＯの鈴木悠平さん、発達障害グレーゾーンの会「ぐれ会！」を運営するOMgray事務局のオムさん。

4名の登壇者全員が、発達障害の診断が下りている、あるいはその傾向があるというメンバーでした。

苦手なことは、「工夫＝ハック」で乗り越えよう！

実は私も、2018年の春に発達障害の診断が下りました。
発達障害には、主に、

・衝動性や不注意の多いADHD（注意欠如・多動性障害）
・コミュニケーションに困難が生じ、独特なこだわりを持ち反復行動を好むASD（自閉症スペクトラム）
・知的な問題はないのに読み書きや計算が難しいSLD（限局性学習障害）

の3つがあります（そのほか、チック症や吃音症も発達障害の一種に含まれます）。

これらは生まれつきの脳の特性で、**得意なことと苦手なことの差が激しい**という特徴があります。それぞれ特性の濃度は違い、ASDが濃い人もいれば、ADHDが濃い人もいるなど、100人いたら100とおりの特性があります。

私の場合は、繰り上がり・繰り下がりのある暗算や％の計算がぱっとできない算数のSLDが最も顕著で、その次に不注意優勢のADHDの特性があり、ASDは傾向がある程度です。

このように、ADHDだけ、というのはむしろ少なく、2種類、もしくは3種類の特性が混じり合っていることがほとんどです。

そのため、**「どんなことが苦手か」というのも100とおり、まさに人それぞれ**なのです。

冒頭でお話しした「発達ハック」のイベントは、事前にTwitterで、発達障害当事者や傾向がある方に、「苦手なことをどうやって工夫して乗り越えているのか」というアイデアを募集し、それらをコンテスト形式で紹介したもので、多くの方にご応募、そしてご来場いただき、大盛況のうちに終わりました。

「発達ハック」＝「苦手なことを工夫で乗り越えること」の応募数も膨大で、まとめるのに一苦労したぐらいでした（この「発達ハック」の名づけ親は鈴木悠平さんです）。

それほどみんな、苦手なことに向き合って生き抜こうとしているのです。

この本は、「みんなでつくったハックの本」です

前著『発達障害グレーゾーン』の第6章「グレさんたちが見つけた『生き

抜く方法』」（※グレさん……グレーゾーンの人のことを指す造語）でも、ライフハックをいくつか紹介しています。

たとえば、

・書類のケアレスミス対策……上司や同僚にダブルチェックを頼む
・電話対応をスムーズにする方法……目を閉じて電話をする（余計な情報が目に入らず気が散らない）

などです。

私自身も、疲れているときはスケジュール管理のミスが多く、取材をすっかり忘れてすっぽかしてしまったり、待ち合わせの時間の15時と午後5時を間違えてしまったこともあります。

しかし、あるとき可視化するとミスが減ることに気づき、デスクの横に書き込みできる巨大なカレンダーを貼り（スケジュール帳だと、いちいち開かないといけないので）、そこにスケジュールを書き込むようにしたら、ミスが減りました。

これもちょっとした「発達ハック」です。

「発達ハック」のイベントで集まったハックも、いろんな特性を持つ方が自分なりに編み出したものばかりで、発達障害ではない人にも役立つものも少なくなかったです。

イベントのあとで、前著の担当編集のAさんが、「このイベントごと1冊の本にできそうなほど、充実した内容でしたね」と感想を漏らすほどでした。

今回、この本をつくるにあたっては、「発達ハック」のイベント時に採用されたハックをはじめ、新たに当事者のみなさんに、どんな工夫をして生きやすく過ごしているのか、ウェブと紙によるアンケートを実施し、126名の方から回答を得ました。

前著にもハックを少しだけ入れましたが、今回はさらにパワーアップしたハック集となっているはずです。

ほかにも発達障害の方のためのライフハック本はありますが、一人の当事者が生み出したものや、精神科の医師や心理士、カウンセラーなどの専門家が導き出したハックがほとんどだと思います。

しかし、今回のこの本は、たくさんの当事者の生の声が詰まった「みんなでつくったハック集」だと自信を持って言えます。

人によって得手不得手は違うし、誰だってミスをします。これだけ多くの生のハックが集まれば、きっとその中からあなたに合ったハックを見つけられると思います。

そして、そのハックを実践することで、日々のミスや困りごとが減るだけでなく、できないことがある自分を責めたり、卑屈になってしまうのを防止する効果も期待できます。

発達障害の人もそうでない人も、ちょっとした工夫をすることで、より快適な暮らしを送れますように――そんな願いを込めて書きました。

ぜひ、あなたも気になったハックを取り入れて前に進んでいただければと思います。

もくじ

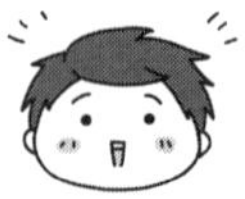

はじめに

苦手なことは、「工夫＝ハック」で乗り越えよう！ 005

この本は、「みんなでつくったハックの本」です 007

第1章

「苦手」を見つけて受け入れよう

自分の「苦手なこと」を発見しよう 030

苦手なことは、そのまま受け入れよう 036

「できない＝ダメ人間」ではない 038

第2章

「仕事」をやりやすくするハック

01 タスク管理 …… 044
タスク管理が苦手。納期に間に合わなかったり、書類の提出がギリギリになったりしてしまう。

02 スケジュール管理 …… 046
遅刻が多く、スケジュール管理が苦手。時計を読み間違えたり、予定をすっぽかしてしまうことも……。

03 マルチタスク …… 048
マルチタスクをこなせない。突然、「これやって！」と言われると混乱してしまう。予想もしないクレーム対応がくると、もうお手上げ……。

04 忘れ物 …… 049
忘れ物が多い。何度も取りに帰ったりして家を出るのが遅れてしまう。文具を忘れて出先で購入したりして、余計な出費がかさんでしまう。

05 SOSが出せない
単純作業が得意なので、つい没頭してしまっているうちに、どんどん仕事をまかされて自分のキャパを越えてしまう。結果、SOSを出せずにため込んでしまい、ストレスが爆発する。 050

06 つい先延ばし
会議や商談の際に必要なパワーポイントでの資料作成を、ついつい先延ばしにしてしまう。 051

07 優先順位
それぞれ違う人から仕事を頼まれると、優先順位をつけられなくなる。 052

08 臨機応変な対応
自分なりに仕事の手順を決めていたのに、予定と違うことを急に言われると、混乱してしまう。 053

09 計算
学習障害の一種である「算数LD」のため、「%」の計算を含んだ報告書を作成する際、計算式を理解できない。 054

10 抽象的な指示 055
抽象的な表現を理解するのが苦手。
上司の言う「あれ」「それ」「さっき」「今度」がわからず、
「『あれ』の内容を確認したいのですが……」と尋ねると怒られてしまう。

11 書類の記入漏れ 056
書類の記入漏れやタイプミスが多い。誰かに指摘されるまで気づけない。

12 ルーティン業務 057
定例会議の準備などのルーティン業務を先延ばししたり、
手順漏れを起こしたりしてしまう。

13 電話 058
ワーキングメモリ（作業記憶）が弱い。電話でたった今聞いた内容を
忘れてしまったり、記憶違いをしたりしてしまう。

14 がんばりすぎる 059
集中して仕事をしていると、いつ休んでいいのかわからなくなる。
その結果、休憩を取らずにがんばりすぎて疲れてしまったり、
脱線して今やらなくてもいい仕事をしてしまったりする。

column

発達障害？　それとも、ただの努力不足？
算数ができないのは、勉強が足りないから？ …… 060
商談中に居眠りするのは、怠慢が原因？ …… 064
人と比べることはもうやめよう …… 067

第3章

「日常生活」の「困った！」を減らすハック

01 片づけ
片づけられず、いつも家の中が散らかっている。急にお客さんなんて呼べない……。 …… 074

02 服
TPOに合う服がわからない。特に、会社に着ていく「オフィスカジュアル」って何？

お気に入りの格好をしていくと、「気合いが入っているね」と嫌味を言われてしまう……。 …… 075

03 衝動買い 076
衝動買いをしてしまう。そのとき「ほしい！」と思ったら、後先考えず購入してしまうので、深刻な金欠に陥ってしまうことも……。

04 コンビニ 077
つい、コンビニで小さな買い物をしてしまう。数百円という買い物でも、月に換算すると結構な出費に……。

05 現金 078
財布の中に現金があると、つい使ってしまう。気づいたら現金がなくなっていて、しょっちゅうＡＴＭで下ろしている。

06 クレジットカード 079
ついクレジットカードを使いすぎてリボ払いが膨らんでしまい、新しくクレジットカードをつくれなくなってしまった。

07 買い忘れ 080
買い物の際、買うべきものを忘れてしまう。カレーの材料を買いにいったのに、肝心のルウを買い忘れてしまったことも……。

08 持ち物が大荷物 081
「そういえばアレ、忘れてなかったっけ？」と外出先で不安になったり、
「これも必要かもしれない」と思ってしまって、
まるで一泊旅行のように大荷物になってしまう。

09 鍵を失くす 082
家の鍵を失くしちゃう……。どうしても見つからなくて、
部屋の小窓から出入りをしたこともあった。

10 忘れ物 083
忘れ物が多くて取りに戻ってしまう。その分、時間をロスしてしまうので、
待ち合わせに遅刻してしまうことも……。

11 薬の飲み忘れ 084
薬を飲み忘れてしまう。また、水だけ飲んで薬を飲み忘れたり、
無意識のうちに薬を別の場所に置いたりしてしまう。
薬を飲まないとしんどい障害なので、飲み忘れた日は仕事にならない……。

12 ゴミ屋敷 085
家事をつい先延ばしにしてしまい、部屋の中の衛生を保てない。
ゴミ屋敷になるのも時間の問題かも……。

13 洗濯物
洗濯をしているのを忘れて、濡れている洗濯物が洗濯機に入ったままだったり、雨が降っているのに洗濯物を取り込むのを忘れてしまったりする。 086

14 体を洗う
入浴の際、どの程度洗えば汚れが落ちるのかわからず、入浴時間が長くなったり、逆に汚れが落ちきっていなかったりする。 087

15 入浴がめんどくさい
入浴やシャワーが面倒で、後回しにしてしまう。時には、入浴する余力が残っていない日も……。 088

16 待ち合わせ
人との待ち合わせが苦手。遅刻してしまったり、逆に遅刻が心配で、着くのが早すぎたりしてしまう。 090

17 転びやすい
不注意傾向で転びやすい……！ 身体には年中、生傷やアザが絶えない。 091

column
発達障害とジェンダーの複雑な関係
女性なのに片づけられないのはみっともない？……093
セクハラ・パワハラに注意！……096
恋愛市場であえぐ男性当事者たち……099
女性が結婚して、生きづらさから解放されるのはずるい？……101

第4章

「人間関係」をラクにするハック

01
親との関係
親との関係が悪く、人格や能力をすべて否定されることもあってつらい。
結局、親の言いなりになってしまう……。……108

02 雑談
雑談が苦手。ちょっとした会話も続かず、気まずい空気が流れてしまうことも……。 109

03 嫌われたくない
嫌われたくないという気持ちが人一倍強い。自分の言い方が冷たくなかったか、相手を不快な気持ちにさせていないかと、つねに気が気でない。ちょっとした日常会話でも、緊張して口が開かなくなってしまう。 110

04 ママ友
ママ友とのゴールが見えない会話が苦手。上の空になったり、席を外したりしてしまう。 111

05 初対面の人
初対面の人とどういう話をしていいのかわからない。変にテンションを上げすぎてしまったり、話のネタに困って人の秘密をバラしたりしてしまう。 112

06 マウントを取られる
人と話していると依存されたり、マウントを取られたりしやすい。マウントを取られていることに気づかないので、気づいたころにはすでに、かなり悪化している……。 113

07 友だちづくり……114
固定の友だちをつくるのが面倒。何気ないメールの返信もおっくう。好きでもないママ友と会うのもモヤモヤ……。でも、誰かと会話して遊びたい気持ちはある。

08 友だちづき合い……115
友だちづき合いが続かない。仲良くなりたいあまり、まだそこまで仲が深まってないのに、相手に踏み込みすぎてしまう。

09 グループでの会話……116
一対一の会話なら大丈夫だが、複数人の会話（特に女子集団）での会話が苦手。誰と話していいのかわからなくなる。

10 相談されやすい……117
人に相談されやすく、その相談内容に引っ張られやすい。そして、私まで心身の体調を崩してしまう……。

11 断れない……118
人からのお誘いを断れない。本当は行きたくないのに、つき合いが悪いと思われたくなくて参加してしまう。

12 自分のせいにする
何か良くないことが起こると、すべて自分が悪いと感じてしまう。だから、自己主張ができず、自分の意見も言えない……。 119

13 自信がない
自分に自信がなく、何をするにも躊躇（ちゅうちょ）してしまう。 120

14 飲み会
飲み会で会話が弾まないと、翌日、ひどく落ち込んでしまう。やはり、自分のコミュニケーション能力が低くて、みんな楽しめなかったのかなと……。 121

15 恋人
恋人ができない……。みんなどうやって仲を深めて、おつき合いにまで発展させているのか不思議です。 122

（column）
「働く」ということと発達障害
面接に落ち続けて、自信を喪失 125

社会人のスタートは、中小企業の事務職。しかし…… 126
もしかして私、社会人失格……？ 130
フリーランスを選んだこと、これも生き抜くためのハックだった 133

第5章 「自分の体調」とうまくつき合うハック

01 疲れやすい 140
体力がなくて疲れやすい。仕事から帰宅したらソファの上で動けなくなるし、遊びに行っても途中で疲れちゃって最後まで楽しめない。

02 急に体力が切れる 142
急に体力が切れて動けなくなってしまう。

03 思考力が鈍る 143
疲れてくると、脳内がバグったようになり、何かを考えたり判断したりする能力が鈍ってしまう。

04 朝、起きられない …… 144
低気圧や生理周期（生理前や生理中）によって、
朝、なかなか起きられない日がある。

05 電車やバスで疲れる …… 146
電車やバスなど、公共交通機関による移動で、過剰なまでに疲れてしまう。
職場に着く頃にはすでにクタクタで、仕事にならない日も……。

06 光、音 …… 147
スーパーなどの光やお店のＢＧＭによって疲労し、
その疲れにギリギリまで気づかず、体調不良に陥ってしまう。

07 気分の波 …… 148
気分の波があり、朝からマイナス思考の日は涙が止まらず、会社に行けなくなる。

08 気温差 …… 149
校則で学校内では、制服のブラウスの上にカーディガンなどを着用してはいけないので、外と部屋の中との気温差がひどく、体調が悪くなる。

（巻末スペシャル対談）

年齢を重ねて振り返る「生きづらさ」とハック

竹熊健太郎×鈴木大介

フリーランスとして生きることが、ライフハックだった……152
発達障害者は、昔よりも生きづらくなっている？……155
お二人の「発達ハック」を教えてください！……158
対談を終えて……166

おわりに

ハックの効果は、ときどき見直そう……169
「発達ハック」で、生きやすい世界を！……171

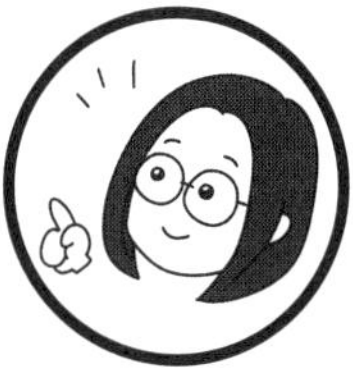

第1章

「苦手」を見つけて受け入れよう

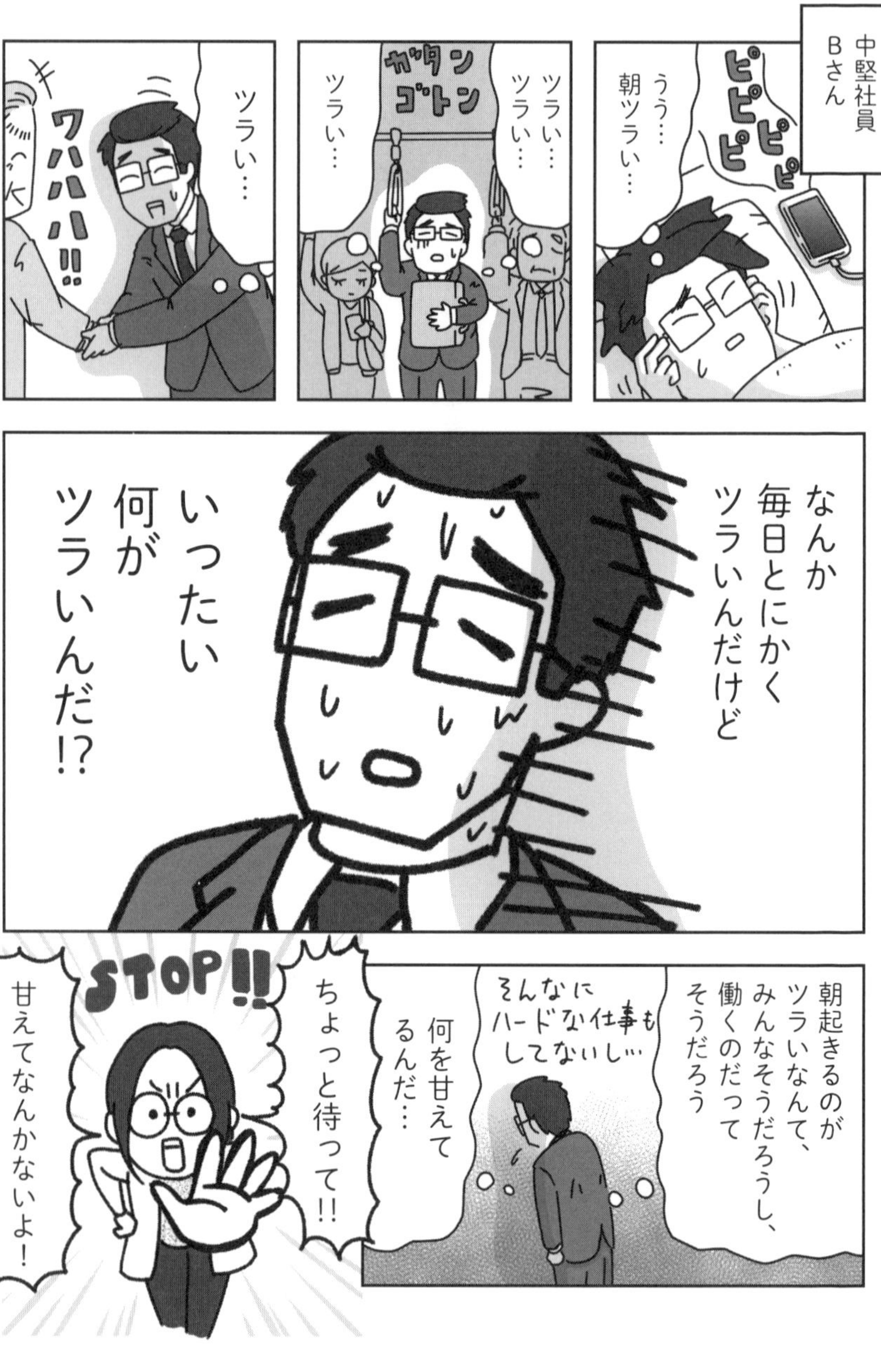
中堅社員Bさん
ピピピピ
うう…朝ツライ…
ツライ…ツライ…
ガタンゴトン
ツライ…
ツライ…
ワハハハ!!
なんか毎日とにかくツライんだけど
いったい何がツライんだ!?
朝起きるのがツライなんて、みんなそうだろうし、働くのだってそうだろう
そんなにハードな仕事もしてないし…
何を甘えてるんだ…
ちょっと待って!!
STOP!!
甘えてなんかないよ!

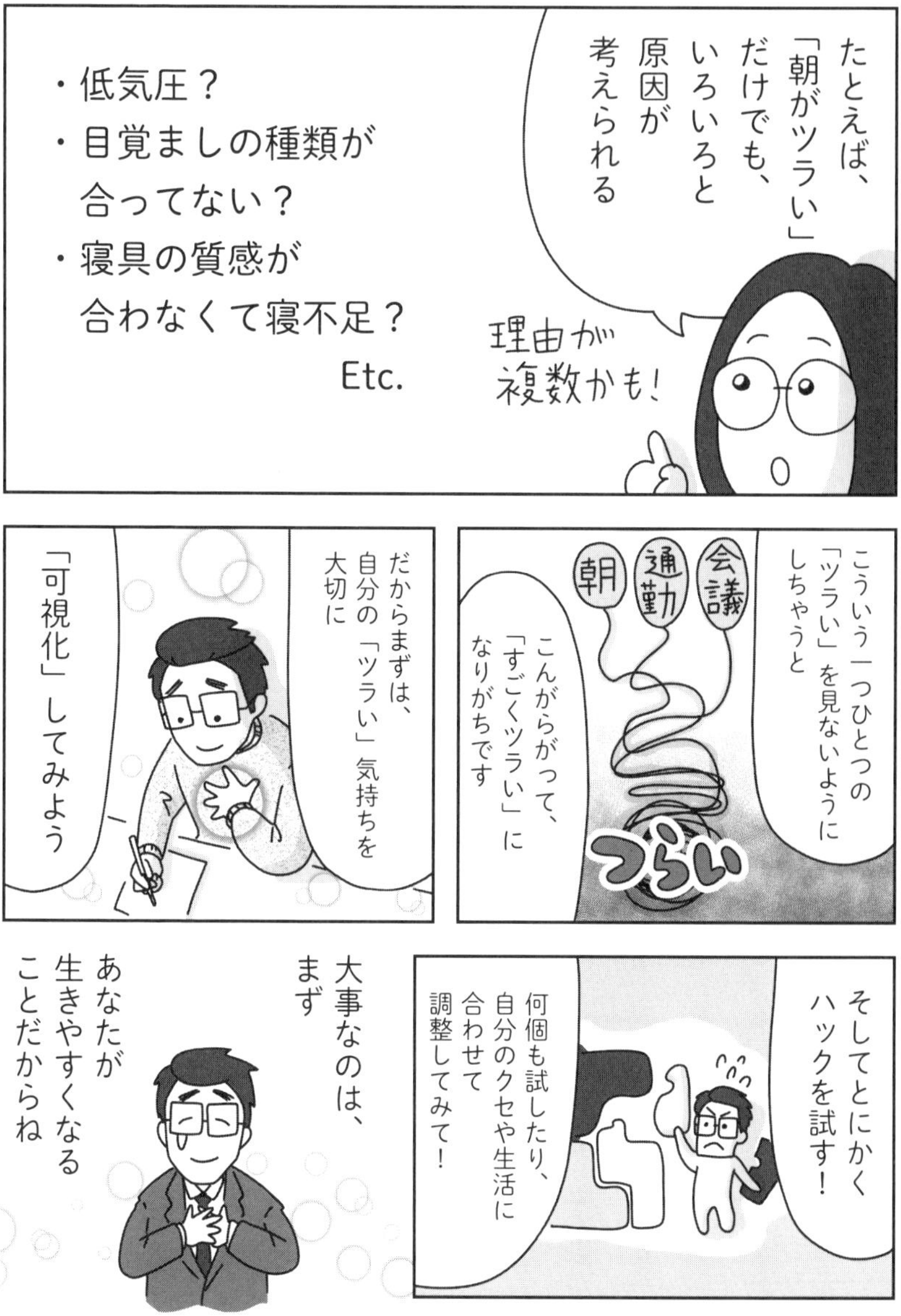

たとえば、「朝がツライ」だけでも、いろいろと原因が考えられる
・低気圧？
・目覚ましの種類が合ってない？
・寝具の質感が合わなくて寝不足？
Etc.
理由が複数かも！
こういう一つひとつの「ツライ」を見ないようにしちゃうと
会議
通勤
朝
つらい
こんがらがって、「すごくツライ」になりがちです
だからまずは、自分の「ツライ」気持ちを大切に
「可視化」してみよう
そしてとにかくハックを試す！
何個も試したり、自分のクセや生活に合わせて調整してみて！
大事なのは、まず
あなたが生きやすくなることだからね

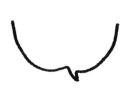

自分の「苦手なこと」を発見しよう

発達障害当事者や発達障害傾向を疑っている方の中には、果たして自分が何が苦手なのかをまだわかっていない方もいるかもしれません。

「なぜか仕事ができない」
「なぜか人間関係がうまくいかない」
「なぜかいつも疲れている」

まずは、その「なぜ」の原因をひも解くことからはじめましょう。「はじめに」でもお話ししたように、発達障害の特性や濃度は100人いれば100とおりです。

いま、物事がうまくいかずふさぎこんでいる人は、頭の中でまるで細いチェーンのネックレスが数本複雑に絡み合ったような、もどかしい心境にいるかもしれません。

ご存じの方もいると思いますが、細いチェーンのネックレスをほぐす裏技は、ネックレスを平らな場所に広げ、爪楊枝でほぐしていくことです。地味な作業ですが、これが意外と効果的。短時間で、何重にも絡まっていたチェーンがぱっとほどけてスッキリするのです。

おそらくみなさんも、自分の苦手分野はだいたいわかっていると思います。まずは、その苦手分野の中でも、「特に苦手なこと」を見つけてみましょう。絡まったネックレスのチェーンを、爪楊枝でほぐしていくように、です。

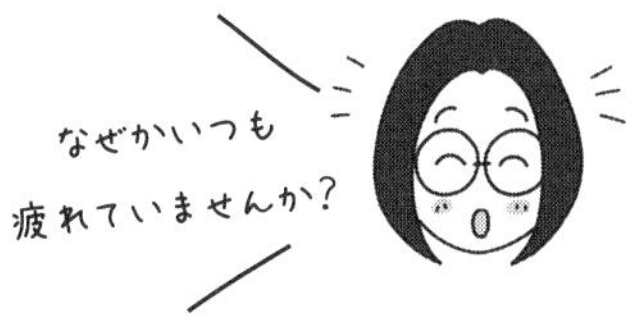

私のとある1日

朝	8:00	目覚ましのアラームが鳴ります。しかし体がだるく、寝起きがとんでもなく悪いです。しばらくウトウトしたり、スマホをいじったりして過ごします。**➡朝に弱い**
	9:00	ようやくモゾモゾと起きはじめます。洗顔と着替えをすませ、軽い朝食を摂ります。
	10:00	デスクに向かって仕事開始。メールのチェックなど。
	11:00	この日は午後から取材の予定のため、化粧など身支度を整えます。
昼	12:00	自宅を出発。しかし、家を出て数十メートル歩いたところで急な不安に襲われてカバンの中をチェック。案の定、取材ノートが入っていません。引き返して忘れ物を取りにいきます。**➡忘れ物をしやすい**
	13:00	取材の時間になっても、同席予定の編集者が現れません。あらためてスケジュール帳をチェックしてみると、なんとこの取材は明日の予定でした。**➡予定を間違えやすい**
	14:00	少し遅めの昼食。
	15:30	帰宅。疲れたので、しばらくぼーっと休憩します。**➡外で余計な音や視覚情報を取り入れる特性があることにより、疲れを感じやすい**
	16:00	気を取り直して、別の原稿に取りかかります。
	18:00	仕事終了。
夜	19:00～23:00	夕食や読書、入浴など自由時間。晩酌もします。
	0:00	就寝。

それでは、まず私の例から。朝起きてから夜寝るまでの中から、苦手なことを洗い出してみましょう。

この1日だけでも、「朝に弱い」「忘れ物をしやすい」「予定を間違えやすい」「疲れを感じやすい」など、最低4つの苦手ジャンルを見つけることができました。

こういった**自分の苦手なことを、ハックによってできるだけ軽減させていくのがこの本のねらい**です。

私の場合は、フリーランスのライターという職業ですので、会社員の人と比べると少々特殊な部分があるのかもしれません。

実は私、フリーランスになる前は会社員だったのですが、その頃の私は心身ともにボロボロでした……。

なぜ、そんなに心身がボロボロだったのでしょうか？

では、会社員時代の私の1日を再現してみましょう。

事務職会社員時代の私の1日

朝	6:30	起床。しんどい。根性で起きる。**➡朝に弱い**
	7:20	自宅を出発。仕事道具はすべて会社にあるため、最低限、スマホと財布とパスモがあれば大丈夫な生活で、忘れ物の心配はありませんでした。
	7:45	会社に到着。事務職の制服に着替え、社内の掃除開始。
	8:10	朝礼。必ず倒れる。 **➡集団行動を強いられる会社へのストレス**
	8:30	仕事開始。金庫の現金を数えます。しかし、何度数えても足りません。どんどん焦りが生じてきます。そして、何度目かでようやく計算が合って、ほっとします。**➡数字そのものが苦手**
	10:00	社長から「この経費の変遷グラフをつくってほしい」と頼まれてエクセルで作成。すぐにつくりますが、数字や桁が間違っていると指摘を受けます。**➡数字そのものが苦手**
昼	12:00	お昼。デスクでお弁当を食べます。先輩たちは外にランチに行っていましたが、必ず誰かの悪口が始まるため飯がまずくなるのと、貧乏でランチ代など出せなかったので、一人で食べていました。**➡協調性がない**
	13:00	午後の業務開始。外勤社員が使用した経費の精算処理。パスモの履歴の逆算ができなくて頭が混乱……。**➡計算が苦手**
	15:00	会議の資料をコピーして綴じる。しかし、でき上がった資料は同じ書類が2枚綴じられていたり、角と角が合っていなかったりと、非常に雑。**➡ケアレスミスが多い**
	17:00	定時で退勤。
夜	19:30	夕食や入浴、読書。翌日のお弁当の仕込みをしながら、ひたすら発泡酒を飲み続けます。多いときは一晩で6ℓの発泡酒を飲んでいました。
	23:00	酔いつぶれたらそのまま寝ます。**➡仕事が合わないことのストレスからアルコールで逃避**

以上、会社員時代の私。「ヤバい」の一言です……。1日で7種類もの問題点が浮き彫りになっていますね。

いま振り返ると、事務職として働いていたこの3年間、よく生きていたなぁ……と思います。

このときの私は、自分が事務職に向いていないということに気づいていませんでした。

仕事ができないのは自分の努力不足であり、「とにかく、数をこなせばできるようになる。根性だ！」と力を振り絞って、日々を送っていました。「別のやり方を試して工夫する」という発想すらなかったのです。

そう思うと、ライターに転職した今は、相変わらず苦手なことはあるものの、「発達ハック」を駆使し、だいぶ生きやすくなったと感じています。

苦手なことは、そのまま受け入れよう

「今度、『発達ハック』の本をつくることになったんですよ〜」と、当事者仲間の一人に伝えたところ、こんなことを言われました。

「ハックまでたどり着けない人がいるのも問題なんだよね……」

そうなんです。会社員時代の私と同じく、苦手なことを苦手だと自覚できず、それを克服するために血のにじむような努力をしてしまって、ハックにたどり着けない人もいるのです。

だから、発達ハックを試す前の第1ステップは、**「自分が苦手なことを見つけて受け入れる」**ことです。

私の場合は、先ほどのように、1日の流れで起こったトラブルを書き出してみると苦手なことがだいぶ可視化されました。

次に、苦手なことを解決するために、この本にあるような「発達ハック」を試してみる段階になります。

その際、**「発達ハック」には人それぞれ「合う」「合わない」があるので、いろんなハックを試してみる必要があります。**

ちなみに、私は忘れ物防止策として、忘れてはいけないもののリストをプリントアウトして玄関に貼っていました。

しかし、飼い猫のイタズラによってボロボロに剥がされてしまったので、いま新たなハックを模索中です……。

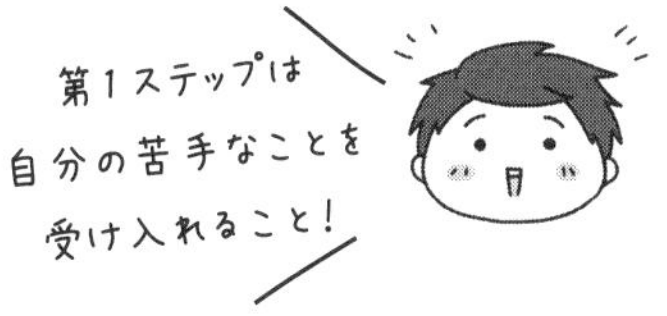
第1ステップは
自分の苦手なことを
受け入れること！

「できない＝ダメ人間」ではない

自分が苦手なことを受け入れるのは恥ずかしいと思う人もいるかもしれません。しかし、**できないことをできないまま無理して続けていくと、恥ずかしさよりもつらさのほうが勝ってしまいます。**

「できないことがある＝ダメ人間」ではありません。誰だって得手不得手があります。多くの人と同じやり方でできなければ、**違うやり方でやってみて、うまくいけばその方法を取り入れればいい**のです。

それに、無理にがんばるとストレスでうつ病や適応障害などの二次障害を併存してしまったり、ゆがんだ物の見方をする（認知のゆがみ）ようになってしまいます。

それを防ぐためにも、「発達ハック」は有効なのです。

なかには、自分が苦手なことへの自覚がない人もいるかもしれません。その場合は、周りの人がフォローして苦労していることが多く、その状況にすら気づいていない当事者もいたりします。

ただしこのケースは、発達障害の特性の濃度がかなり濃い目の人です。以前取材した精神科医の西脇俊二先生は、「発達障害は客観的に自分を見られなくなる特性があるため、発達障害の特性が強い人ほど自覚がない。だから、発達障害チェックリストを患者本人に記入させるのは意味がない」とおっしゃっていました。

このような方々は、やんわりと周りから指摘され、しかるべき福祉にたどり着く場合もあるでしょう。

みなさんが、この本を手に取ってくださったということは、少なくともうまくいかないことへの自覚がある方が多いはずです。

そんなみなさんは、まず自分は具体的に何が苦手なのかを可視化し、**苦手なことを受け入れることからはじめてみましょう。**

繰り返しますが、それが「発達ハック」を試す前の第一歩です。

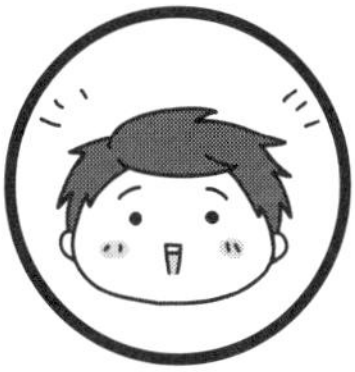

第2章

「仕事」をやりやすくするハック

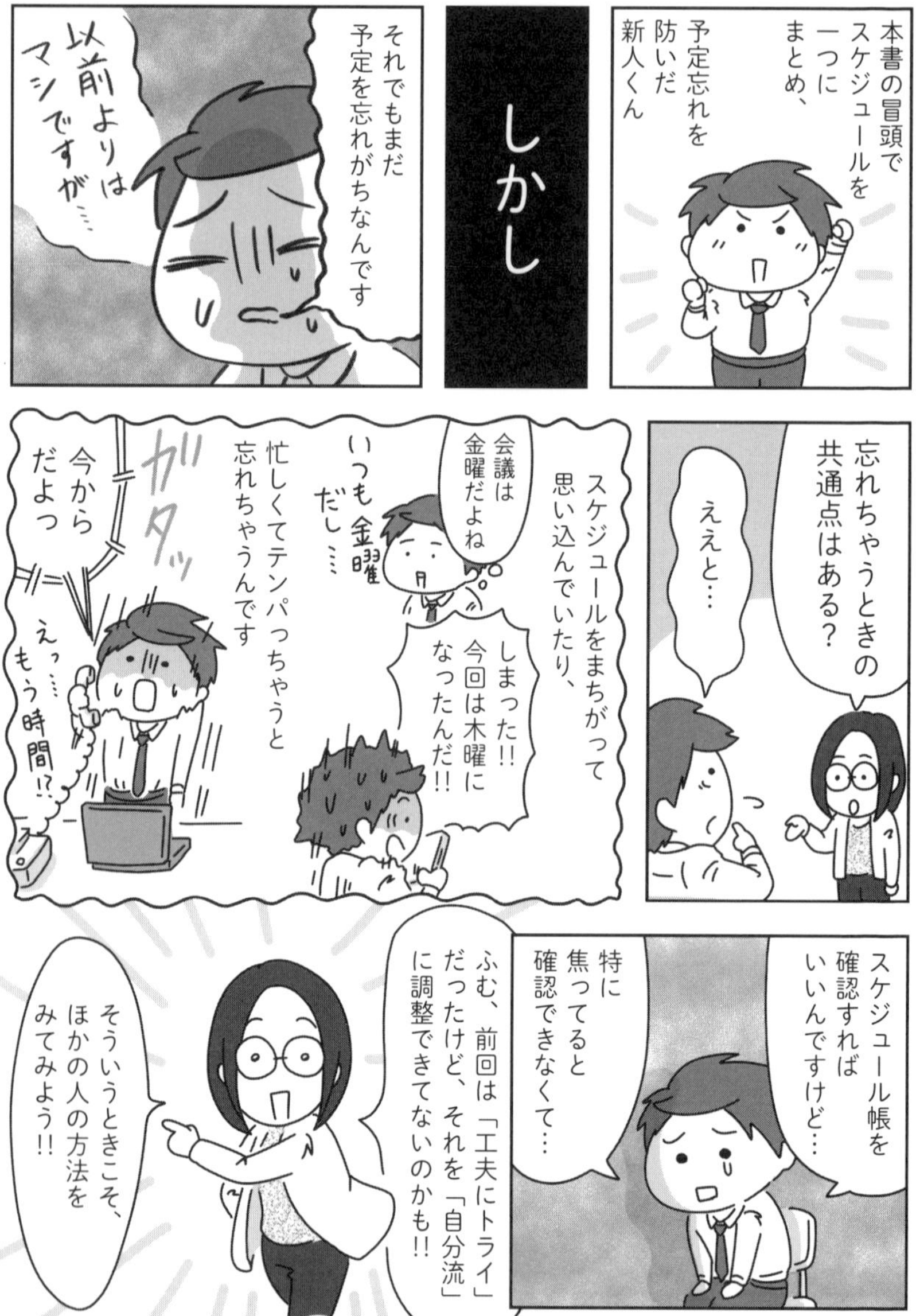
本書の冒頭でスケジュールを一つにまとめ、予定忘れを防いだ新人くん
しかし
それでもまだ予定を忘れがちなんです
以前よりはマシですが……
忘れちゃうときの共通点はある？
ええと…
スケジュールをまちがって思い込んでいたり、
会議は金曜だよね
いつも金曜だし…
しまった!! 今回は木曜になったんだ!!
忙しくてテンパっちゃうと忘れちゃうんです
ガタッ
今からだよっ
えっ…もう時間!?
スケジュール帳を確認すればいいんですけど…
特に焦ってると確認できなくて…
ふむ、前回は「工夫にトライ」だったけど、それを「自分流」に調整できてないのかも!!
そういうときこそ、ほかの人の方法をみてみよう!!

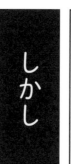

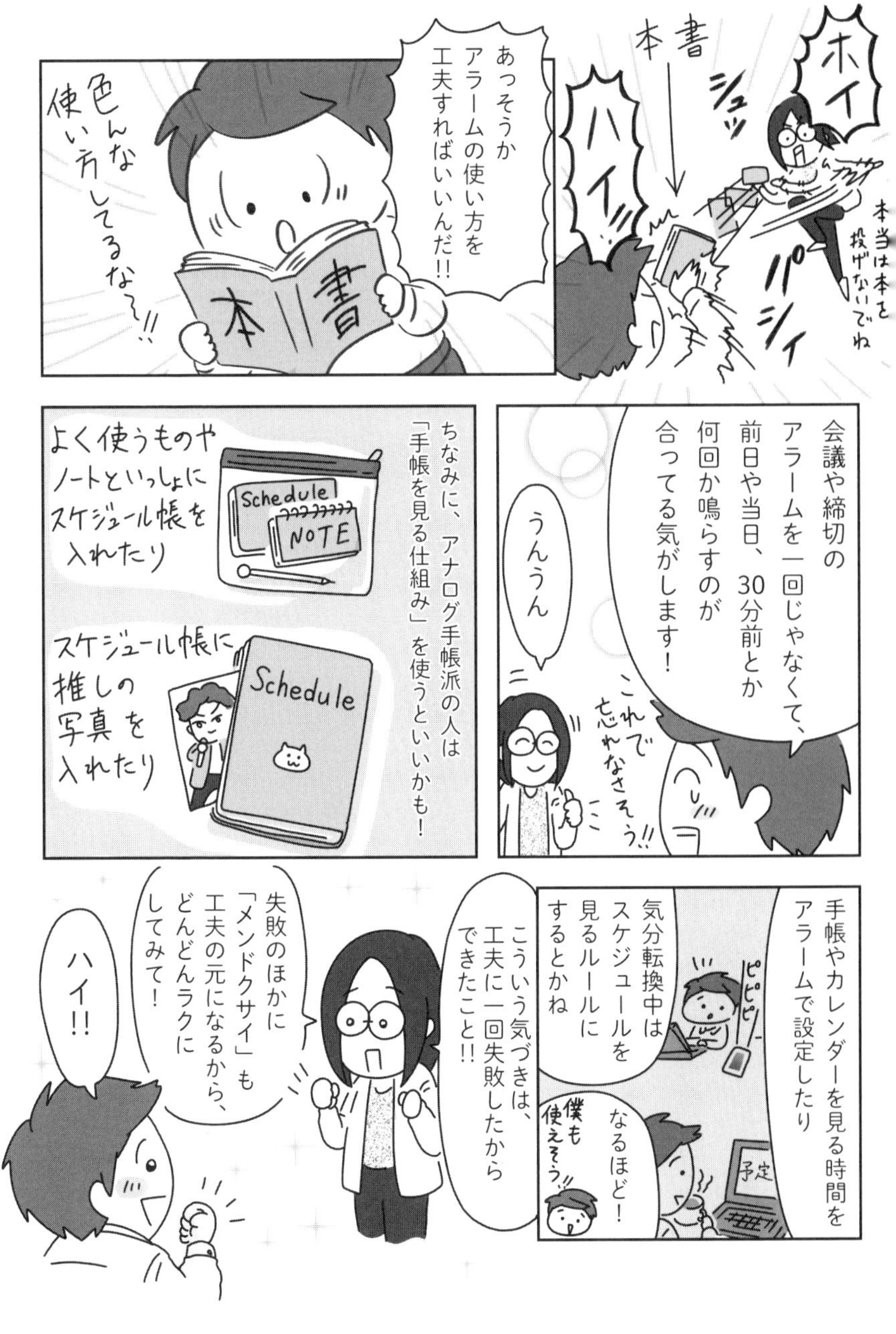
ホイ
本書
シュッ
ハイ!!
パシィ
本当は本を投げないでね
あっそうか
アラームの使い方を
工夫すればいいんだ!!
色んな使い方してるな〜!!
会議や締切のアラームを一回じゃなくて、前日や当日、30分前とか何回か鳴らすのが合ってる気がします!
うんうん
これで忘れなさそう!!
ちなみに、アナログ手帳派の人は「手帳を見る仕組み」を使うといいかも!
よく使うものやノートといっしょにスケジュール帳を入れたり
Schedule
NOTE
スケジュール帳に推しの写真を入れたり
Schedule
手帳やカレンダーを見る時間をアラームで設定したり
ピピピ
気分転換中はスケジュールを見るルールにするとかね
予定
なるほど!
僕も使えそう!!
こういう気づきは、工夫に一回失敗したからできたこと!!
失敗のほかに「メンドクサイ」も工夫の元になるから、どんどんラクにしてみて!
ハイ!!

［タスク管理］

01

タスク管理が苦手。
納期に間に合わなかったり、
書類の提出がギリギリになったり
してしまう。

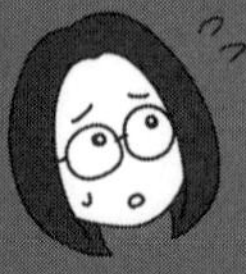

Hack!

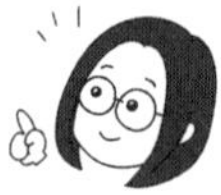

タスクは付箋に書いて管理！

やるべきタスクを付箋に書き出し（1枚1タスク！）、デスクの横やコルクボードに貼っておきます。

そのとき、作業はできるだけ細分化して、手順を書いた「作業メモ」の紙も手元に置いておくと安心！

「1日の目標」を書いた付箋を、パソコンの画面の横に貼っておくのもおすすめです。

Point!

やるべき作業の順番を可視化することで混乱を防げます。

1つ作業をこなすたびに付箋を捨てたり、タスクメモや作業メモにチェックマーク、または線を入れて消したりすることで、達成感もゲット！

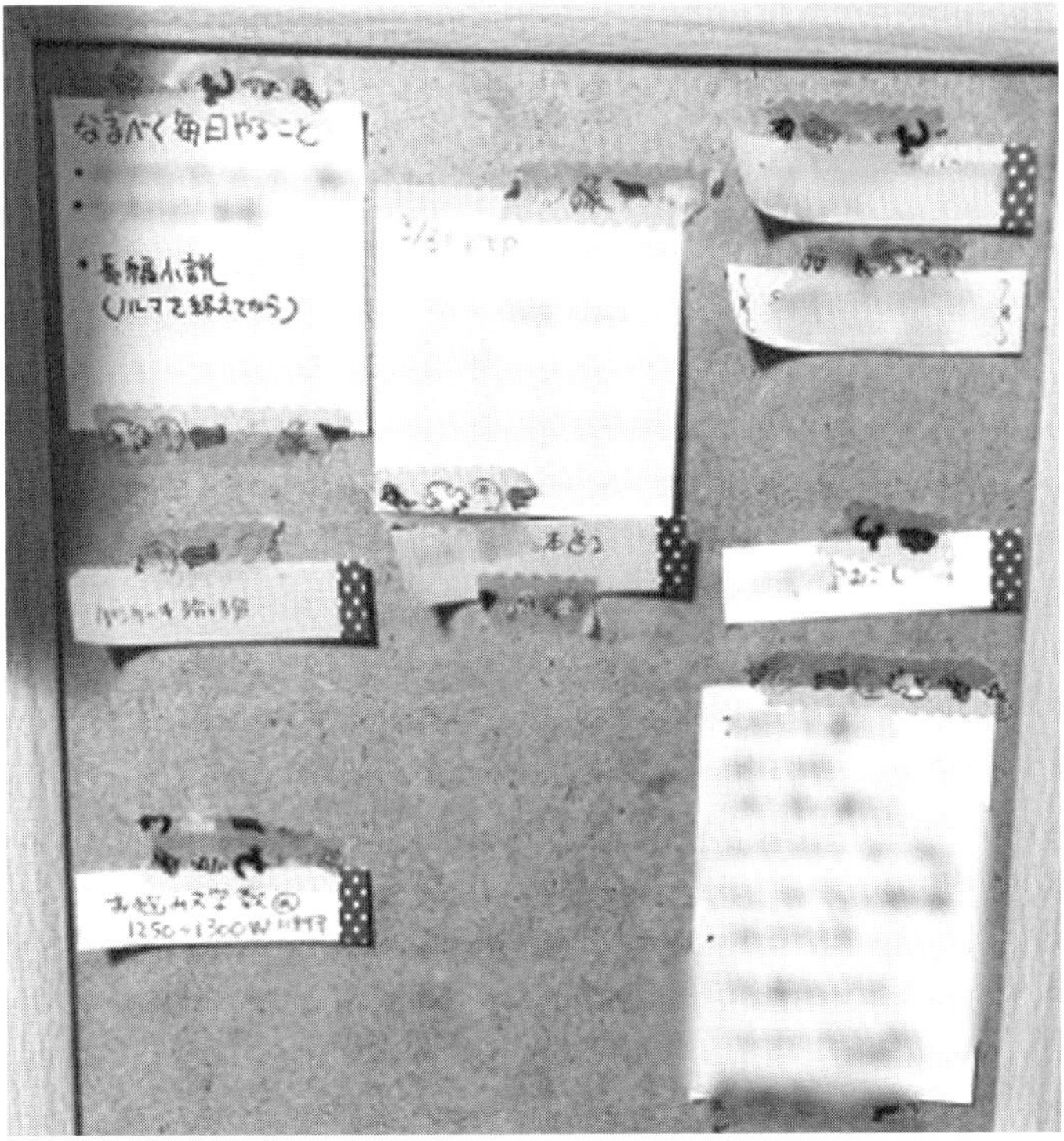

官能小説家の深志美由紀さんの例。その日の原稿ノルマや文字数も書いている。

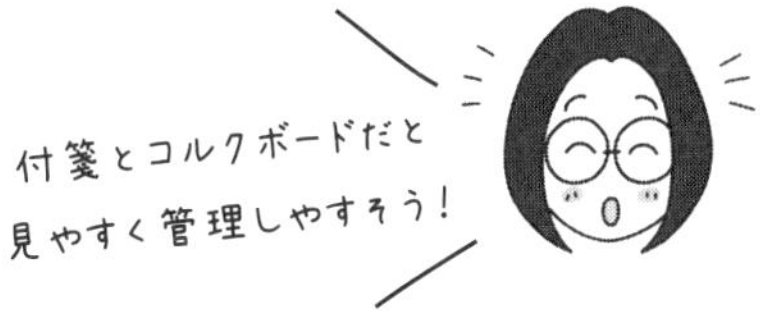
付箋とコルクボードだと
見やすく管理しやすそう!

［スケジュール管理］

02

遅刻が多く、スケジュール管理が苦手。時計を読み間違えたり、予定をすっぽかしてしまうことも……。

Hack!

いろんなやり方があるので、試してみて自分に合うものを見つけてください。

1 遅刻防止には、出発の1時間前から20分ごとにアラームをセットする。

2 自分を過信せず、準備・出発前・到着前など最低3回は、時計を目視確認する習慣をつける。

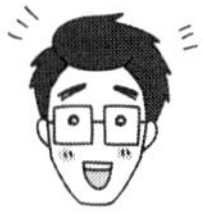

3

Googleカレンダーに予定を登録し、「1週間前」「1日前」「12時間前」「1時間前」に通知してもらう。

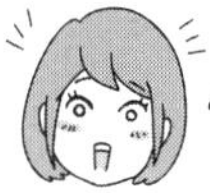

4

予定が入った瞬間に手帳アプリに予定を記入し、アラームをセットする。

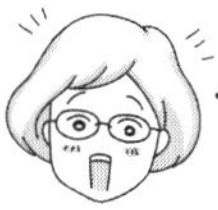

5

スケジュール帳に記入した予定を見る習慣をつけるため、手帳に好きなアイドルのブロマイドをはさんでおく。

Point!

何度も確認するのもいいですが、アプリなどの機械に頼るのも大事！

アイドルのブロマイドではなく、ペットや家族の写真、好きなイラストで代用してもいいでしょう。

［マルチタスク］

03

マルチタスクをこなせない。
突然、「これやって！」と言われると
混乱してしまう。
予想もしないクレーム対応がくると、
もうお手上げ……。

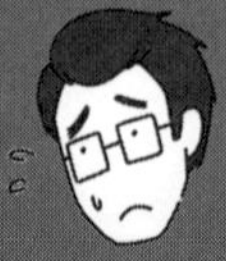

Hack!

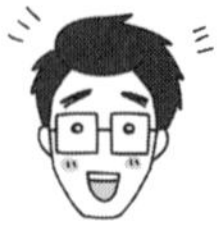

自分で抱え込まずに、サポートをお願いしよう

苦手な分野、たとえば予想外のクレーム対応などは、自分でなんとかしようと思わずに、先輩や同僚にサポートをお願いしましょう。

逆に、自分が得意で相手が苦手な分野があったら、そこはこちらからサポートして、支え合いの体制をつくるのがおすすめです。こうすることで、「いつもやってもらってばかり……」という申し訳なさもなくなりますよ！

Point!

私たちはあくまで、得意な分野と不得意な分野の差が激しいということを頭に入れておきましょう。それを周りの人に伝えておくと、より仕事がしやすくなります。

〔忘れ物〕

04

忘れ物が多い。何度も取りに帰ったりして家を出るのが遅れてしまう。文具を忘れて出先で購入したりして余計な出費がかさんでしまう。

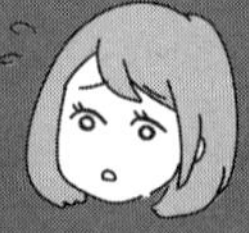

Hack!

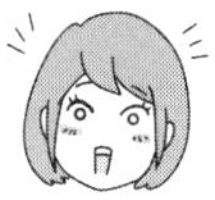

チェックリストをつくって、玄関に貼っておこう

外出先に持っていくモノのチェックリストをつくって、玄関に貼っておきましょう。

出発前に必ず、漏れがないか確認します。

携帯、定期券、ハンカチ、IDカードなど、毎日必ず持っていくモノは、1つのかごにまとめて入れておくと便利です。

Point!

紙のチェックリストでもいいですが、書き足したり消したりするのが簡単な、小さなホワイトボードもおすすめ！100均で購入できます。

［SOSが出せない］

05

単純作業が得意なので、つい没頭してしまっているうちに、どんどん仕事をまかされて自分のキャパを越えてしまう。結果、SOSを出せずにため込んでしまい、ストレスが爆発する。

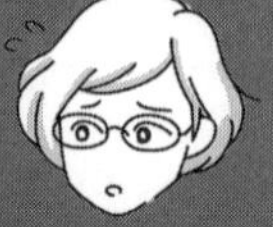

Hack!

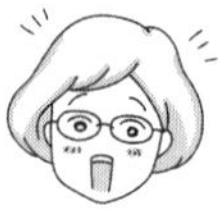

作業がたまる前に、上司に相談！

自分一人でがんばろうとしないで、作業をためてしまう前に、マメに上司や同僚に相談しましょう。

毎日、始業前など定期的に時間を取ってもらい、進捗状況を共有するといいでしょう。

作業を同僚と分担するなど、人に頼るのが吉です。

Point!

発達障害傾向のある方は、真面目でがんばり屋さんが多い傾向にあります。そんな方も、人に頼ることでぐっと負担を減らせます。

人に頼られるとうれしいと感じる人もいるので、まずは心の広そうな方に相談してみましょう。

［つい先延ばし］

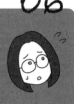

06

会議や商談の際に必要なパワーポイントでの資料作成を、ついつい先延ばしにしてしまう。

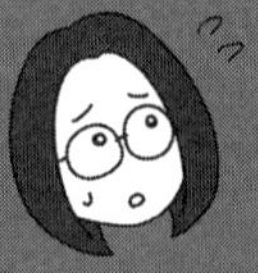

Hack!

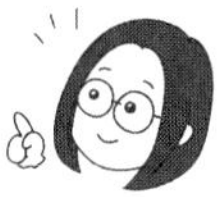

まずは、「ファイル名をつけて保存」だけでOK!

まず、真っ白のスライドを、「ファイル名をつけて保存」します。

そして、真っ白のままのスライドをどんどん増やしていき、1スライドに一言ずつ要約した内容を「とりあえず」書き込んでいきます。

ここまでやると、その先が進めやすくなります!

Point!

完璧でなくても全然いいので、とりあえずざっくりとしたものをつくってみると、先の見通しが立ちます。

そのまま波に乗ると、やる気モードに持っていくことも可能です!

〔優先順位〕

07

それぞれ違う人から仕事を頼まれると、優先順位をつけられなくなる。

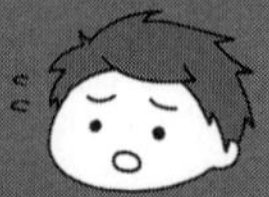

Hack!

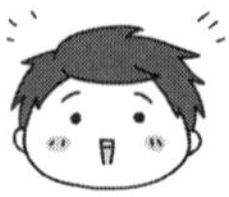

仕事の内容と期限、重要度を書いた一覧表をつくる

　いま自分が抱えている業務の内容と期限、重要度を一覧表にします。この一覧表は、仕事を依頼してくる人の指示書の役割も果たしています。

　これをつくっておけば、自分の中で整理するのに役立つのはもちろん、仕事の依頼者に見せることで、自分の状況を把握してもらい、オーバーワークにならないよう配慮してもらうことも期待できます。

Point!

　周りに自分の状況を言語化して伝えるのが苦手な人にとっては、この一覧表の存在は便利！

　チームで仕事をする場合には、仕事の進捗情報をこまめに周りに知らせることが重要です。

［臨機応変な対応］

08

自分なりに仕事の手順を決めていたのに、予定と違うことを急に言われると、混乱してしまう。

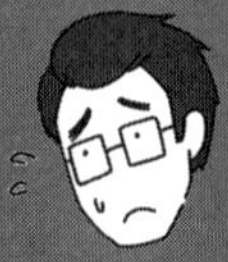

Hack!

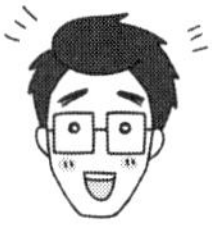

ひとまず、落ち着こう！

自分の手順と違うことを言われたら、「少し待ってもらってもいいですか？」と聞いて、いったん頭の中を落ち着かせましょう。ゆっくり深呼吸！

また、メモにはすぐにでも取りかかるべき仕事なのか、後でもいいのかも書いておくと便利です。

Point!

自分のペースを崩されると混乱してしまうタイプの方もいます。そんなときは一呼吸おいて、メモを具体的に取るとパニックを起こさずにすみます。

〔計算〕

09

学習障害の一種である「算数LD」のため、「%」の計算を含んだ報告書を作成する際、計算式を理解できない。

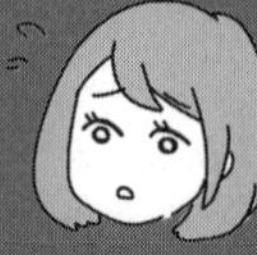

Hack!

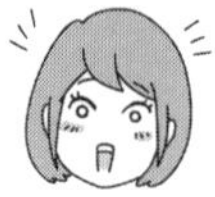

正直に、苦手だと伝えよう

正直に数字が苦手であることを告白し、同僚や先輩に計算式を教えてもらいましょう。

やむを得ず自分で入力しないといけない場合は、上司にダブルチェックを頼みます。

Point!

小学校で習う内容の算数が苦手だと言うのは恥ずかしいかもしれません。でも、「聞くは一時の恥、聞かぬは一生の恥」です！

同僚や上司に伝える際には、LDについてのわかりやすい説明を入れると伝わりやすいこともあります（「あの有名ハリウッド俳優も学習障害なんですよ！」とか）。

〔抽象的な指示〕

10

抽象的な表現を理解するのが苦手。上司の言う「あれ」「それ」「さっき」「今度」がわからず、「『あれ』の内容を確認したいのですが……」と尋ねると怒られてしまう。

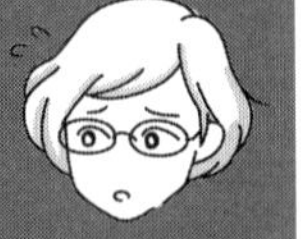

Hack!

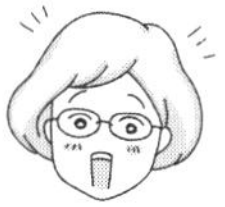

必ず、メールなどで確認！

口頭で尋ねると、タイミングによっては怒られてしまったり、「言った」「言わない」のトラブルにつながることがあります。

仕事の依頼を受けたときの確認は、必ずメールなどの文章で相手に送るようにします。CCに上司を入れて、内容を見てもらうようにしましょう。

Point!

口頭だと、抑揚や表情、ボディランゲージなどのニュアンスで伝わる場合もありますが、文章のほうが必然的に詳細を記載することになり、わかりやすさにもつながります。

また、証拠として残るのでトラブル防止策にもなります。

［書類の記入漏れ］

11

書類の記入漏れやタイプミスが多い。誰かに指摘されるまで気づけない。

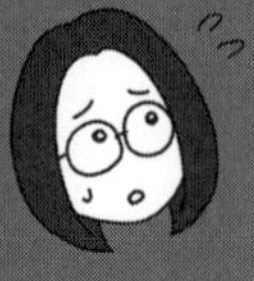

Hack!

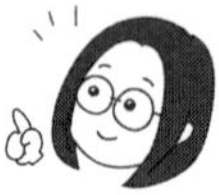

記入漏れの防止には、定規を使おう！

記入漏れ防止には、1行ずつ定規を当てて記入するのがおすすめです。

タイプミスに関しては、文章を後ろから分節ごとに区切って読んでいくと、タイプミスや変換ミスを見つけやすい。

加えて、先輩や同僚にチェックをお願いすると完璧！

Point!

文章を頭から読んでチェックするのは一般的ですが、「後ろから読む」というチェック法は斬新ですよね！

慣れないうちは時間が少々かかりますが、丁寧に読み返すことでミスも見つけやすくなります。

［ルーティン業務］

12

定例会議の準備などのルーティン業務を先延ばししたり、手順漏れを起こしたりしてしまう。

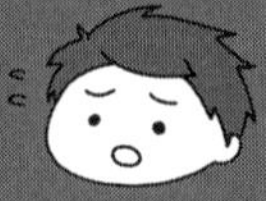

Hack!

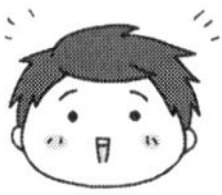

エクセルをつくって、毎朝見るように

　ルーティン業務については、エクセルなどで具体的な手順リストをつくり、毎朝見る習慣をつけましょう。
　その際、「着手期限日」のセルは黄色などで色つけをして目立たせ、完了したものは「済」と記入して網掛け表示にすると、見やすくなっておすすめです。

Point!

　セルへの色つけや網掛けは、ひと目で作業の手順がわかるため効果的ですが、色を使いすぎると逆効果。
　また、このエクセルを見る習慣をつけるために、常時デスクトップで開いておいてもいいでしょう。

［電話］

13

ワーキングメモリ（作業記憶）が弱い。電話でたった今聞いた内容を忘れてしまったり、記憶違いをしたりしてしまう。

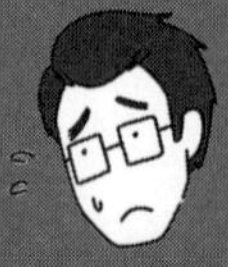

Hack!

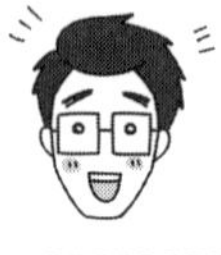

最後に、もう一回言ってもらおう！

電話の最後に、「えーと、では〇〇の件について具体的にまとめますと……」と言いながら、もう一度相手に内容を言ってもらうよう仕向けるという方法があります。

Point!

電話の最後で、もう一度大事なことを言ってもらう方法としては、ストレートに「とても大事な件なので、確認のためもう一度お願いします」と言うのもアリです！
「あなたの話をよく聞いていますよ」と、真摯に仕事に取り組んでいる印象を与える効果もありますよね。

［がんばりすぎる］

14

集中して仕事をしていると、いつ休んでいいのかわからなくなる。その結果、休憩を取らずにがんばりすぎて疲れてしまったり、脱線して今やらなくてもいい仕事をしてしまったりする。

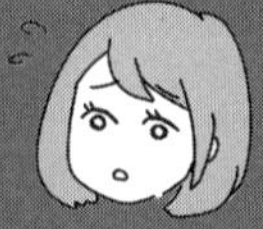

Hack!

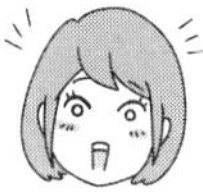

便利なアプリを使おう！

「タスクシュート」というアプリを使用し、今やっていることをつねに表示させ、作業時間を見積もります。

そうすると、今のタスクがどの程度なのかがわかり、休憩を取る目安になって便利です。

Point!

発達障害傾向のある方は、ついつい仕事に集中して時間を忘れてしまうことも……。現段階の作業状態を把握できれば、「ぼちぼちでもいい」という思考に持っていきやすくなります。

Column

発達障害?
それとも、ただの努力不足?

発達障害傾向のある方の悩みの一つは、「できないことがある、あるいは相当な負担をかけなければできないのは、自分の努力不足ではないか」と思ってしまうことではないでしょうか。

算数ができないのは、勉強が足りないから?

私も子どもの頃、宿題の計算ドリルが解けないのは努力不足だと思っていました。

親に怒鳴られて泣きながら、何度やってもできません。そのうち、算数自体が大嫌いになり、「算数の授業があるから学校に行きたくない」と思うようになりました。

しかし、「算数が嫌だから学校を休みたい」が通用する親ではありません。ここは、わざと風邪を引いて学校を休もうと、薄着で真冬の夜の縁側に寒さに震えながら座ったりしましたが、都合よく風邪を引けるわけもありませんでした……。

そして、「がんばらなくては」と、重い心を引きずって登校した覚えがあります。

当時の私は、LDなんて言葉の存在を知りませんし、計算ができないのは自分の努力不足だと思い込んでいたのです。

小学1年生の私は、すでに算数の授業についていけていなかったので、毎年新年の目標は「算数をがんばる」でした。

しかし、その目標を達成できたのはたったの二度。小学2年生と5年生の頃です。小2で習う「九九」で100点、小5で習う「平均」だけ98点を取れました。

九九は、お風呂の壁に知育用の「九九シート」を貼り、毎晩湯船の中で泣きながら呪文のように唱えて覚えた記憶があります。

平均に関しては、「全部足してその数で割ればいい」という単純さから、1問だけ計算ミスをして間違えたのみでした。どうやら、私の脳の中ではできる算数とそうでない算数の引き出しが違うようです。

小6では、わからない数を□で表すよう教えられましたが、なぜ突然□が出てくるのか意味不明でした。

しかし、中学1年の数学で、それまで□としていたのをxやyで仮定すると教えられたとたん、一気に理解が進んだように感じます（それでもADHDによる計算ミスにより、テストでは6～7割しか取れていませんでしたが……）。

このように、私の算数LDを乗り越えられた成功体験は、ここまで努力してもようやく2回だけでした。

高校の数学は、それはそれはひどいもので、いつも赤点ギリギリだったので、5教科必須とする国公立大学への受験はあきらめ、私立文系の勉強に励みました。


算数LDがある反面、国語は幼い頃からよくできていました。国語の教科書は見なくても朗読できるほど、ほぼフル暗記していました。

作文コンクールでは必ず入賞。授業や宿題で書いた作文も、担任の先生が学級新聞にお手本として載せるほどでした。日記も毎日つけ、小学2〜3年生の頃は宿題でもないのに、勝手に原稿用紙10枚ほどの小説も書いて提出していました。

夏休みの宿題の読書感想文も大好きで、毎年賞を取って景品の図書券をもらっていたぐらいです。

ＬＤがあるというと、みなさんディスレクシア（識字障害）のほうを疑い、「ＬＤでもライターができるんですか？」と聞かれるのですが、私の場合はこのように、算数と国語の凸凹が激しすぎるという特性があるのです。

商談中に居眠りするのは、怠慢が原因？

さて、ここまでは私の子どもの頃の算数ＬＤの例ですが、大人のＡＤＨＤの例も見ていきましょう。ある知人男性の話です（プライバシー保護のため、一部情報を変えています）。

会社員のＡさんは、大事な商談中に突然眠ってしまうことがたびたびあり、同席している上司や得意先を激怒させることもありました。

加えて、毎日のように遅刻してしまうので勤務態度は最悪です。

ところが、彼のアイデアや成果物はすばらしく、それを高く評価する人も少なくありませんでした。結果、「仕事の帳尻はきちんと合わせられるおもしろい人」という印象を持つ人が多かったようです。

しかし、商談中に突然眠ってしまうことや、アポイントの日程を忘れてしまうことに関して、彼自身はとても悩んでいました。

そしてある日、勇気を出して心療内科の扉を叩いたのです。

彼に下された病名は、「ナルコレプシー」。これは、日中突然強い眠気に襲われて居眠りをしてしまう睡眠障害の一種です。

そして医師は、「あなた、ナルコレプシーもあるけど、その前に重度のADHDだよ」と告げました。

発達障害はグラデーション状の障害なので、通常は即診断されることは少なく、心理検査などを受けたうえで診断を下されることが少なくありません。

しかし、彼の場合は重度だったため、医師はすぐにADHDだと見抜いたようです。ADHDの薬の中でもかなり強めの薬を処方しました。

薬の服用の結果、Aさんの睡眠障害は改善し、仕事中に居眠りをすることもなくなりました。しかし、服用を続けないとまともな生活が送れないことへの絶望という、新たな悩みが生まれてしまったようです。これも、何か彼に合う「発達ハック」があればなぁと思っています。

別の当事者の中には、ADHDの薬を服用するのは仕事の日だけで、休日は飲まないと言っていた方もいました。

その方は、薬を飲むと集中力が上がってがんばりすぎてしまい、薬の効果が切れた後に疲労を感じてしまうらしく、飲むタイミングを調整しているようでした（薬に関する話題は大変デリケートなため、このあたりは医師や薬剤師としっかり相談する必要があります）。

人と比べることはもうやめよう

今まで取材してきた当事者のうち、**実に約9割の方が何らかの二次障害を併存していました。**できないことがあることへのストレスから、うつ病や睡眠障害、双極性障害などを引き起こしてしまうのです。

かく言う私も、「双極性障害Ⅱ型」と「摂食障害」を併存しています。今は、抗不安薬や精神安定剤、睡眠導入剤の服用と生活リズム表の記入（起きた時間、睡眠の質、どんな体調や気分か）、医師の診察などにより、二次障害を最低限で食い止めています。

Aさんや私の場合は、発達障害の診断が下りているから、まだ割り切ることができます。

しかし、グレーゾーンや「傾向がある」程度で二次障害も併存していない方となると、さらに「これは努力不足で、ただの怠慢なのではないか」と思い悩む方が多いのではないでしょうか。

でも、明らかに無理をしてがんばっているのに変わらない、根性論だけではどうしても乗り切れないという場合は、努力不足でも怠慢でもありません。

あなたはもう、十分がんばっています。

そして、がんばる方向性を少しだけ変えれば、困りごとの解決につながることがあるのです。

発達障害傾向のある人は、真面目で完璧主義な性格が多いことがあり、「人と比べて自分はダメだ」と思いがちです。

もう、人と比べるのはやめましょう。すると途端にラクになります。

これがなかなか難しいことかもしれませんが、**「自分は自分」と言い聞かせてください。**

ぜひ、他人と比べて落ち込むことよりも、少しでも「発達ハック」を試して自分に合うものを取り入れることに大事な時間を使ってほしいと思っています。

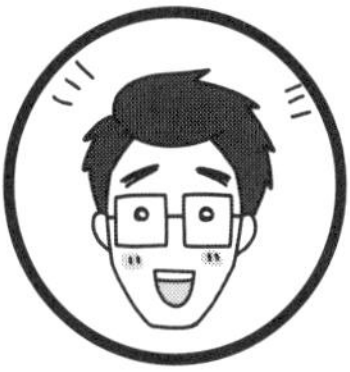

第3章

「日常生活」の「困った！」を減らすハック

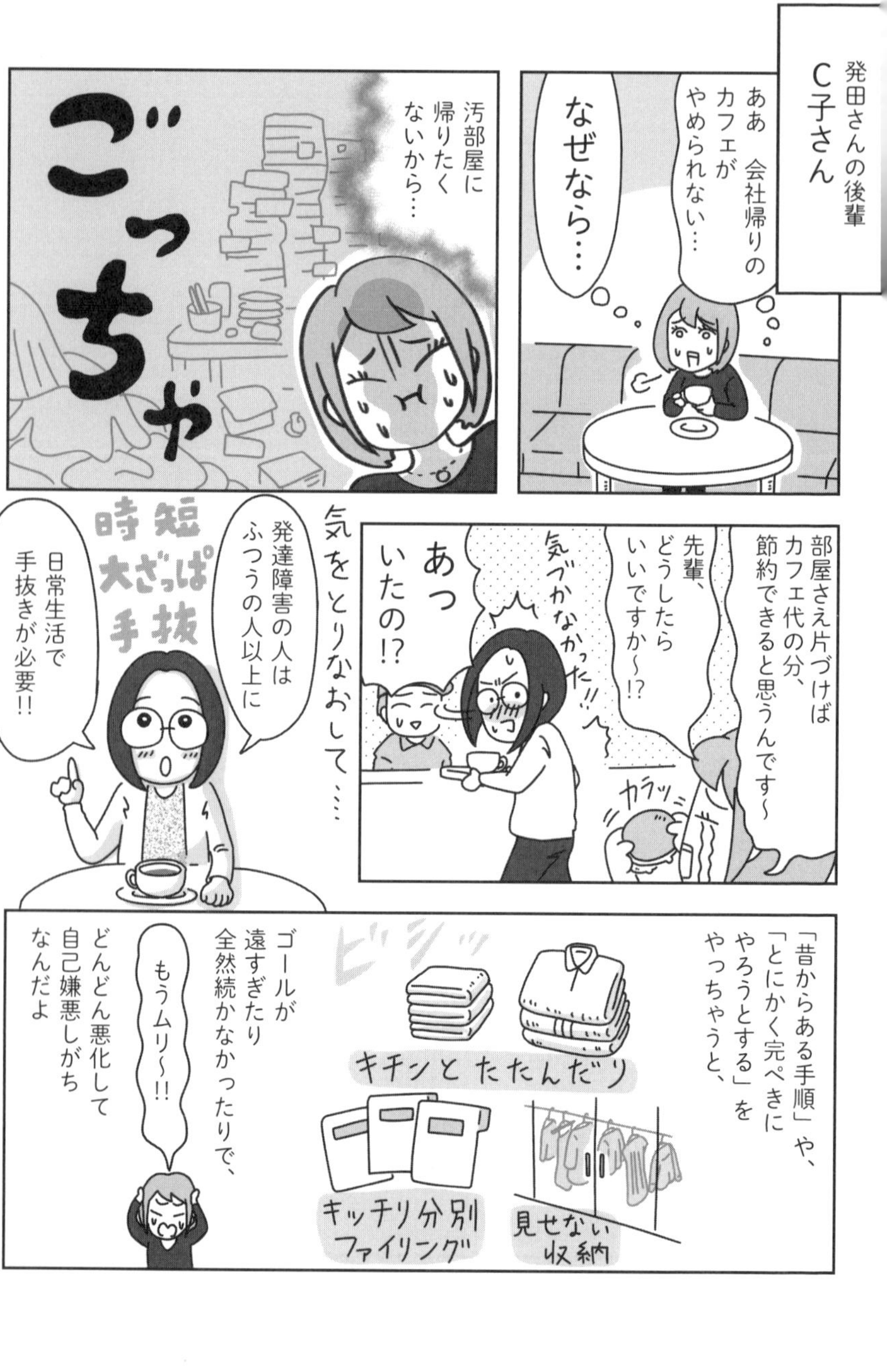

C子さん
発田さんの後輩
ああ　会社帰りのカフェがやめられない…
なぜなら…
汚部屋に帰りたくないから…
ごっちゃ
部屋さえ片づければカフェ代の分、節約できると思うんです～
先輩、どうしたらいいですか～!?
気づかなかった!!
あっいたの!?
カラッ
気をとりなおして…
発達障害の人はふつうの人以上に
日常生活で手抜きが必要!!
時短
大ざっぱ
手抜
「昔からある手順」や、「とにかく完ぺきにやろうとする」をやっちゃうと、
ビシッ
キチンとたたんだり
キッチリ分別ファイリング
見せない収納
ゴールが遠すぎたり全然続かなかったりで、
もうムリ～!!
どんどん悪化して自己嫌悪しがちなんだよ

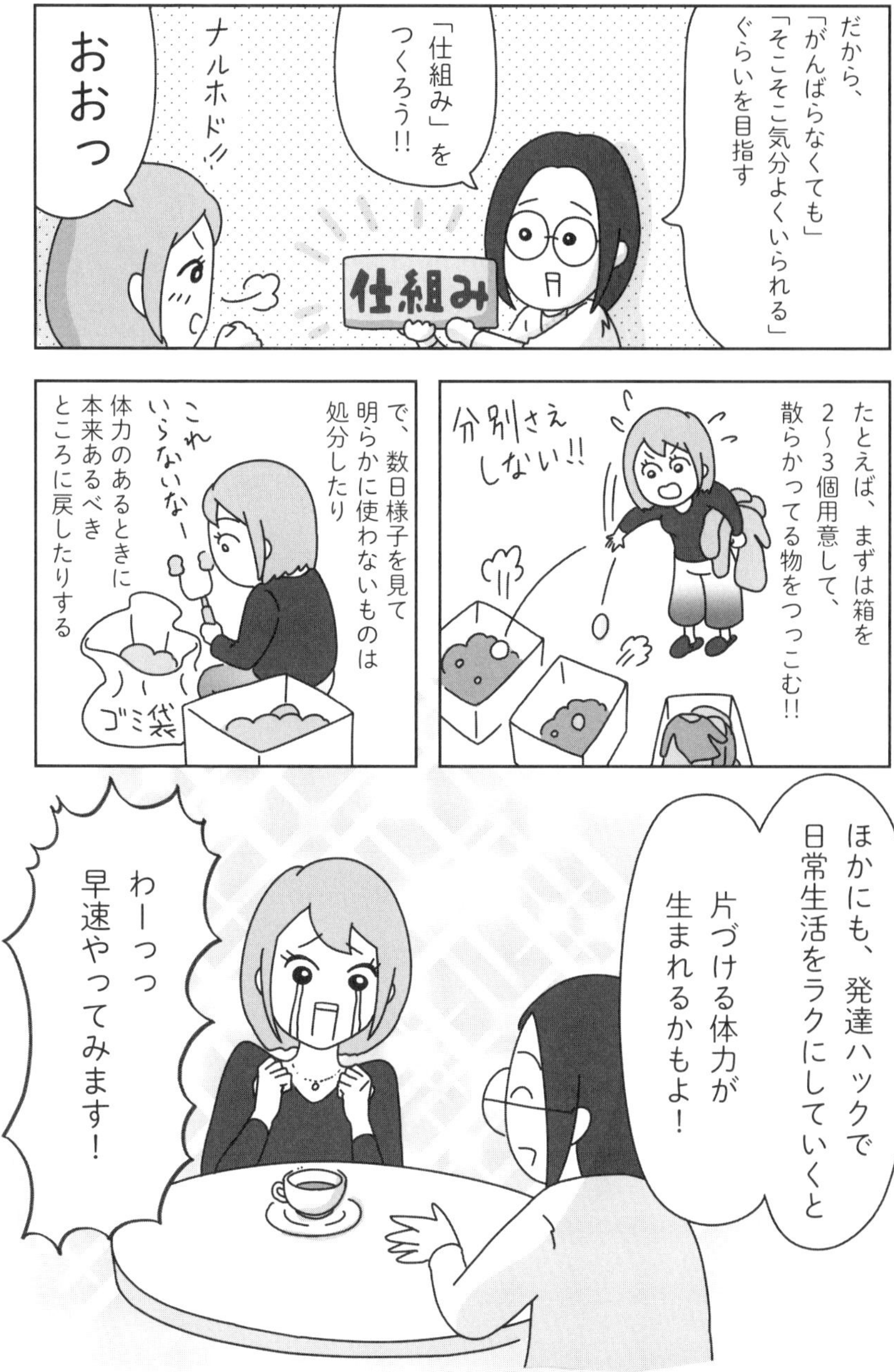
だから、「がんばらなくても」「そこそこ気分よくいられる」ぐらいを目指す
「仕組み」をつくろう!!
仕組み
ナルホド!!
おおっ
たとえば、まずは箱を2~3個用意して、散らかってる物をつっこむ!!
分別さえしない!!
で、数日様子を見て明らかに使わないものは処分したり
これいらないなー
体力のあるときに本来あるべきところに戻したりする
ゴミ袋
ほかにも、発達ハックで日常生活をラクにしていくと
片づける体力が生まれるかもよ!
わーっっ早速やってみます!

［片づけ］

01

片づけられず、いつも家の中が散らかっている。急にお客さんなんて呼べない……。

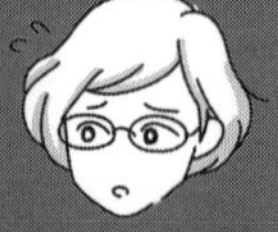

Hack!

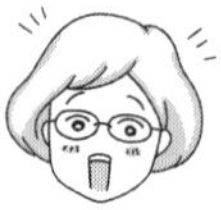

いくつか空き箱を用意して、中に放り込もう

空き箱を2～3個用意し、とりあえず一時的に箱の中にモノを入れます（何も考えなくてOK）。

その後、しばらくしたら、箱の中のモノを眺めて、本来しまうべき場所（棚の中や引き出しの中など）にしまいます。

数日間様子を見てみて、「これは明らかに使わないな」と感じたモノは、思い切って捨ててしまいます。

Point!

どこから手をつけていいのかわからない状態でも、「とりあえず一時保管用の箱」をつくっておくと、見た目もスッキリ！

そして、あえて時間を置くことで、それは必要なモノなのか、不要なモノなのか、たまに使うモノなのかと、落ち着いて考えられるようになります。

［服］

02

**TPOに合う服がわからない。
特に、会社に着ていく
「オフィスカジュアル」って何?
お気に入りの格好をしていくと、「気合いが
入っているね」と嫌味を言われてしまう……。**

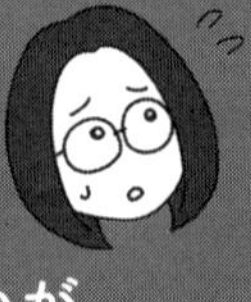

Hack!

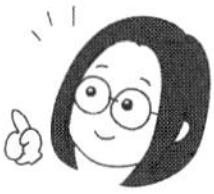

仕事用のコーディネートを決めて、ローテーションしよう

仕事用の服は、無地やシンプルなデザインの多いユニクロで調達。トップスは、春・秋は白の七分丈Tシャツ、夏は白の半袖カットソー。冬は白・グレーのタートルネットのニット。ボトムスは、黒の無地のタイトスカート、ネイビーの無地・ネイビーのレースのスカート。

これらをローテーションすると、仕事に向かない格好を回避できます!

Point!

昨今増えている服装自由の職場。しかし、発達障害傾向のある人は服装に無頓着だったり、逆に自分のこだわりを追求しすぎて仕事には不向きな格好になったりしてしまいがち。

でも、シンプルを心がけてローテーションを組んでおけば無難です。

［衝動買い］

03

衝動買いをしてしまう。そのとき「ほしい！」と思ったら、後先考えず購入してしまうので、深刻な金欠に陥ってしまうことも……。

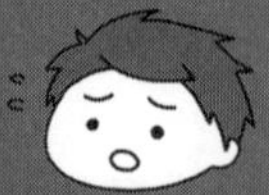

Hack!

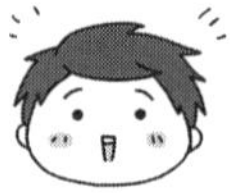

ポイントを貯めて購入しよう

最近はどこのお店も、たいていポイントカードやポイントアプリがあるので、それを活用します。

たとえば、「何ポイント貯まったらこれを買う」と決めておくと、衝動買いを減らせます。

Point!

買いたい衝動を抑えるのはつらいときもありますが、ポイントを目標の点数まで貯めることには、ちょっとした楽しみと達成感があります。

また、ポイントアプリによっては、貯まったポイントに応じてお得になるサービスもあるので、一石二鳥！

［コンビニ］

04

つい、コンビニで小さな買い物をしてしまう。数百円という買い物でも、月に換算すると結構な出費に……。

Hack!

用事があるとき以外、コンビニに寄らないようにしよう

コンビニにはありとあらゆる生活必需品や食品がそろっていますが、スーパーや専門店のほうが安い場合も多いです。

コンビニの利用は、「今、コンビニにしかないこの商品が必要だ」というときだけに限定するようにします。

Point!

都心だと数百メートルごとにあるコンビニ。その誘惑を振り切るのは最初、しんどいかもしれません。

しかし、「何のためにコンビニに寄るのか？」と一呼吸置いて考えてみると、無駄な出費を抑えることができます。

［現金］

05

財布の中に現金があると、つい使ってしまう。気づいたら現金がなくなっていて、しょっちゅうATMで下ろしている。

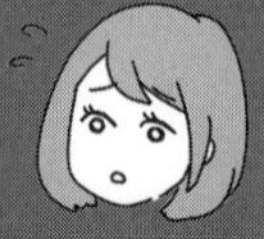

Hack!

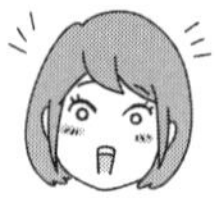

電子マネーなどキャッシュレスによる金銭管理をしよう

電子マネーなどキャッシュレスにすれば、アプリから履歴もわかるので使いすぎも防げます。

Pay Payだと定期的にチャージが必要なので（オートチャージもありますが）、チャージの頻度でどの程度使っているかの目安になります。

Point!

最近は、電子マネーを使える店舗が増えているし、時期によっては「ポイント還元サービス」をやっている場合もあります。

時代の流れに乗ると、お金の管理も楽チンになりますよ♪

［クレジットカード］ 06

ついクレジットカードを使いすぎてリボ払いが膨らんでしまい、新しくクレジットカードをつくれなくなってしまった。

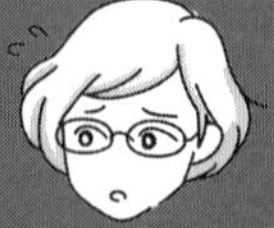

Hack!

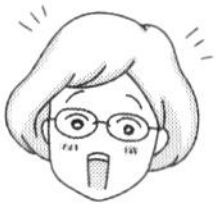

デビットカードを使用しよう

使ったらその金額が即座に通帳から引き落とされるデビットカードに変えてみましょう。

そうすると、自然と抑制が働いて金銭管理ができるようになります。

Point!

クレジットカードはある種、魔法のカードに思えてしまうことがありますが、使うと確実にお金が減りますし、リボ払いは借金のようなものです。

デビットカードならリボ払いできないので、未来の自分に借金する必要がありません。

〔買い忘れ〕

07

買い物の際、
買うべきものを忘れてしまう。
カレーの材料を買いにいったのに、
肝心のルウを買い忘れてしまったことも……。

Hack!

買い物用のチェックシートをつくろう

買い物に出かける前に、買うべきもののチェックシートをつくります。そしてお店では、チェックシートを見ながら、必要なものを買い物かごに入れるごとに、ペンで線を引いて消していきます。

大事なのは、1つずつその場でチェックしていくこと！

Point!

いろんなものが陳列されているお店に行くと、ついついそのとき必要のないものに目がいって、必要なものを買い忘れてしまうこと、ありますよね……（わかります）。

気になるものがあってもグッと我慢して、チェックシートを全部チェックしてから、気になったものを見にいくようにしましょう（その間に忘れてしまうこともあります）。

〔持ち物が大荷物〕

08

「そういえばアレ、忘れてなかったっけ?」と外出先で不安になったり、「これも必要かもしれない」と思ってしまって、まるで一泊旅行のように大荷物になってしまう。

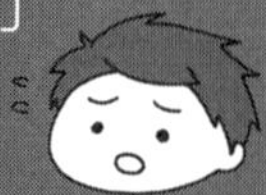

Hack!

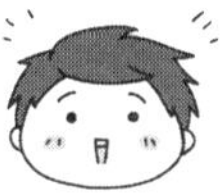

カバンを小さくして、モノを厳選しよう

なるべく小さいカバンを使うと、必然的に荷物を厳選できます。書籍類は電子化、手帳やノートは何かの分野ごとに分類するのではなく1冊にまとめます。

外出前に指差し確認をしますが、財布とスマホさえあればOK!と考えておきましょう。ハンカチを忘れても気にしない! また、リュックを使うようにすると両手があくので、忘れ物もしにくくなります。

雨の日には、手に持つモノは傘だけにします。

Point!

完璧主義な人や極度の不安症の人は、荷物が多くなりがち……。

でも、そこはもっと気楽にいって大丈夫。何かがなくても何とかなると考え、できるだけストレスフリーにいきましょう♪

〔鍵を失くす〕

09

家の鍵を失くしちゃう……。
どうしても見つからなくて、
部屋の小窓から出入りをしたことも
あった。

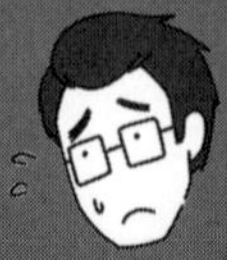

Hack!

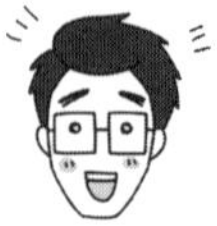

鍵に鈴をつけよう

とても原始的なやり方ですが、鍵に鈴をつけるのも立派なハック！

鈴をつけると、カバンを振ればわかりますし、落としてもすぐに気づきます。

Point!

高齢者の方も、よく使っているハックだと思います。

最近ではスマホと連動して、アラーム音でどこにあるか教えてくれる「失くしもの発見機」の「Tile」（→160ページ）という便利アイテムもあります。ガジェット系が好きな人は要チェック♪

［忘れ物］

10

忘れ物が多くて取りに戻ってしまう。その分、時間をロスしてしまうので、待ち合わせに遅刻してしまうことも……。

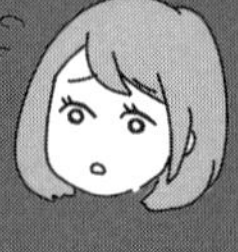

Hack!

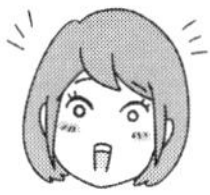

必要なものはカゴにインしよう

外出時に必要なもの一式は、玄関の前にカゴを置き、その中に入れるようにしましょう。

そうすると、外出時に何も考えずにカゴのものをすべて持っていけばいいですし、視覚で確認できるので、忘れ物も防げます。

Point!

小学生の頃、寝る前に「明日の準備」として、翌朝着る服を枕元にたたんでおいたり、翌日の時間割に必要な教科書類をランドセルの中に入れたりしていましたよね。

それと少し似ているのかも？　ちょっと思い出してみましょう。

［薬の飲み忘れ］

11

薬を飲み忘れてしまう。また、水だけ飲んで薬を飲み忘れたり、無意識のうちに薬を別の場所に置いたりしてしまう。薬を飲まないとしんどい障害なので、飲み忘れた日は仕事にならない……。

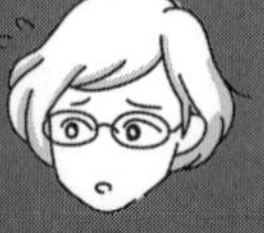

Hack!

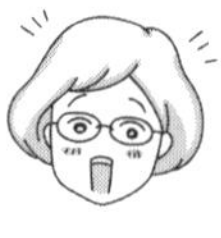

錠剤に日付を書いて、壁に貼ろう

錠剤の包装上に日付を書き込んでおきます。

そして、錠剤を包装ごとゼムクリップで留めて、壁に磁石や画びょうで貼りつけます。こうすると、忘れません。

寝る前の薬は、アラームアプリを数分おきに3回ぐらいセットしておくのもおすすめです。

Point!

部屋にいるとき必ず錠剤が視界に入るのに加え、アラーム音でお知らせがくるので、忘れずに薬を飲むことができます。

何でも可視化させることが重要ですね！

［ゴミ屋敷］

12

家事をつい先延ばしにしてしまい、
部屋の中の衛生を保てない。
ゴミ屋敷になるのも
時間の問題かも……。

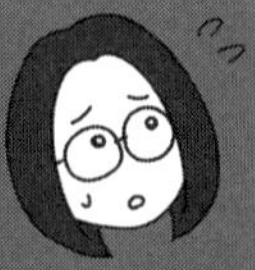

Hack!

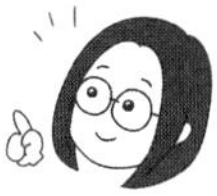

できる範囲で、ゆるーく取り組もう

一念発起して無理にがんばらず、できる範囲でやればOK。たとえば、トイレは使ったついでにチャチャッと掃除したり、お風呂も入った際に、気になる汚れを落とすぐらいのスタンスで。

洗濯物はたたまず、トップスとボトムス、下着など、仕分けしてカゴに入れるだけでも十分です。

Point!

忙しく働いている人にとって、家事は負担になるものです。

最近では「家事代行サービス」もありますが、費用面を考えると少しハードルの高さを感じますよね。

正直なところ、最少限の掃除をすれば、少なくとも不衛生な状況には陥りません。「できる範囲」が長続きのコツです。

［洗濯物］

13

洗濯をしているのを忘れて、濡れている洗濯物が洗濯機に入ったままだったり、雨が降っているのに洗濯物を取り込むのを忘れてしまったりする。

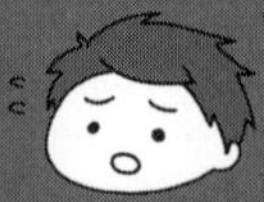

Hack!

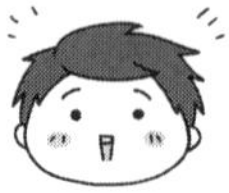

ぬいぐるみは、「洗濯機使用中」のサイン！

洗濯機を回していることを忘れないため、まず洗濯機のスタートボタンを押したら、洗濯機の上にぬいぐるみを置いて「使用中」であることを目立たせます。

そして、干すときの負担を減らすため、「小物を洗う日」「バスタオルを洗う日」「ハンガーにかける洋服を洗う日」のように、曜日によって洗濯する種類を決めます。

取り込み忘れを防ぐため、基本、室内干しにするのもおすすめ。たたむのもやめて、すべてハンガーにかけます。

Point!

洗濯機の上にぬいぐるみを置くというのは、良い可視化アイデア！

そして、曜日によって洗濯する種類を決めることで、いろんなアイテムを仕分けして干したりたたんだりする手間も省けますね。

［体を洗う］

14

入浴の際、どの程度洗えば汚れが落ちるのかわからず、入浴時間が長くなったり、逆に汚れが落ちきっていなかったりする。

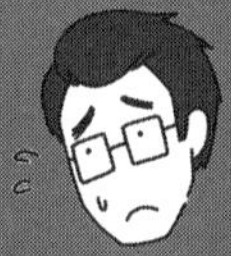

Hack!

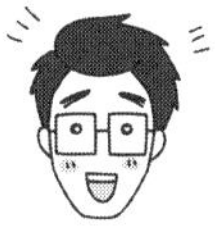

プレイリストをつくって音楽をかけてみよう

頭や身体は4～5分洗えば十分汚れが落ちると思うので、だいたい4～5分の曲でプレイリストをつくり、1曲が流れている間は洗うようにします。

シャンプーやボディーソープを洗い流す時間も含めて、1曲終わったら終了です。

顔は身体より面積が狭いので、2～3分の短い曲でいいでしょう。

Point!

音楽をかけての入浴は、ちょっとした気分転換になりそうですね。

音楽好きな人にとっては、プレイリストをつくること自体が楽しみにもなりそう♪

［入浴がめんどくさい］

15

入浴やシャワーが面倒で、
後回しにしてしまう。
時には、入浴する余力が残っていない日も……。

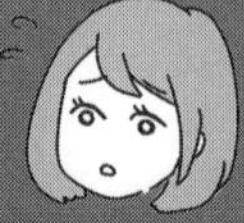

Hack!

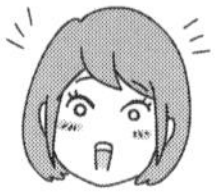

ピンポイントで洗ってみよう

完璧を求めず、ピンポイントで洗うだけでもいいでしょう。

たとえば、シャンプーで頭皮だけ洗う、身体はニオイが気になる場所（脇の下や足、耳の裏など）のみなど。

ピンポイントを前提に洗いはじめると、その勢いで全身洗えてしまうこともあります。

Hack!

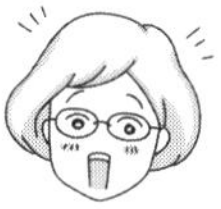

連休中は入らない

連休中など、人に会う予定がない日は、潔く入浴しないことにします。

Point!

うつ傾向にある人は、入浴する気力がないときがあります。

入浴って、意外と体力を奪うもの。ですから、必要最低限のニオイや汚れだけを落とせば、体力を一気に削られることもありませんし、人を不快にさせない程度の清潔感は保てます。

また、誰かにニオイや不潔感で嫌な思いをさせない環境にあるのなら、2～3日程度は風呂に入らなくても大丈夫でしょう。

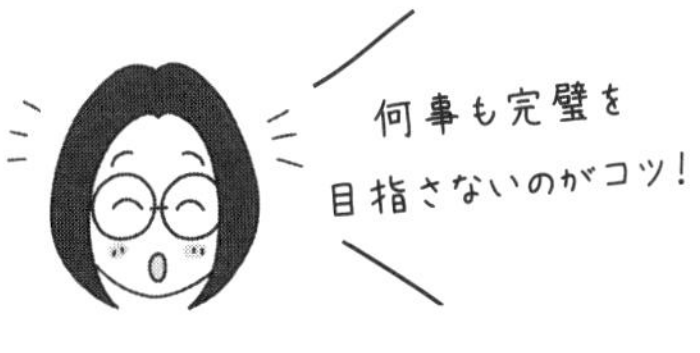

［待ち合わせ］

16

人との待ち合わせが苦手。遅刻してしまったり、逆に遅刻が心配で、着くのが早すぎたりしてしまう。

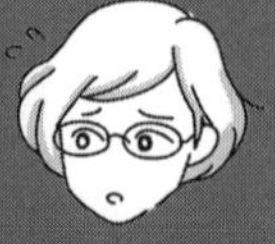

Hack!

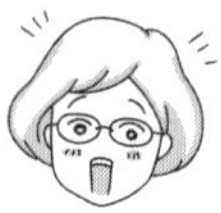

待ち合わせ時刻に幅を持たせよう

たとえば、通常なら「13時集合」のところを、「13時～13時半の間に集合」に変えてみましょう。

30分の間に集合できればいいので、気持ちがラクになります。

Point!

仕事などの重要な用事ではなく、気の知れた友だちどうしなら、この時間方式は有効！

万が一、電車が遅れてしまった場合でも、猶予時間があるので安心ですし、着くのが早すぎて待ちくたびれることも減らせます。

［転びやすい］

17

不注意傾向で転びやすい……! 身体には年中、生傷やアザが絶えない。

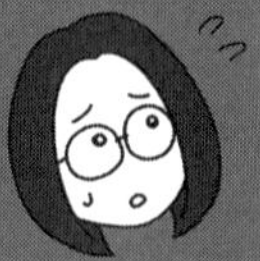

Hack!

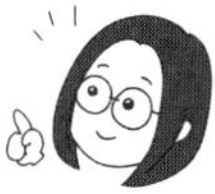

ヒールのある靴は避けよう

ヒールは転びやすいうえ、足が疲れやすく、時には靴ずれで出血することもあります。

ヒールのないペタンコ靴にすれば、転ぶ回数を減らせます。

Point!

2019年は、「職場でヒールのあるパンプスを強制するのをやめてください」と訴える運動の「#KuToo」が流行語大賞のトップテンに選ばれました。

このような多様性を求める運動が一般化してくると、発達障害傾向を持つ人にとっても生きやすい世の中になるのではないでしょうか。

Column

発達障害とジェンダーの複雑な関係

一般的に発達障害は、男女比でいうと男性のほうが多いといわれています。しかし、女性の発達障害は見落とされていることが多いと指摘する専門家もいます。

というのも、多動性優位のADHDは集中力に欠けていたり、デスクを立ってあちこち動き回っていたり、多弁だったりすることからわかりやすい傾向にありますが、不注意優勢ADHDは「少しぼーっとしていて、動作が遅いのんびり屋さん」と思われがちだからです。

そして、この不注意優勢ADHDは女性に多い傾向にあるといわれています。

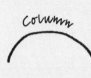

何を隠そう、私もその一人です。

このコラムでは、発達障害とジェンダーの関係性を取り上げますが、「いったい、どこが関係しているの?」と疑問に思う方もいるでしょう。

しかし実は、掘り下げていくと、この問題はとても根深いのです。

女性なのに片づけられないのはみっともない?

女性の発達障害への認知が進むきっかけになった書籍、サリ・ソルデン著『片づけられない女たち』(WAVE出版)。

そこでは、「片づけられないのはみっともない」といわれてきた女性たちには、実は発達障害の傾向があったという可能性について書かれています。

「女性なら片づけられるべき」という言葉に苦しめられてきた女性たちの中には、「なんだ、発達障害傾向のせいだったのか」と安堵を覚えた人も多かったことでしょう。

「女性なのに片づけられないのはみっともない、ガサツだ」と一般的に定義されていること自体、刷り込みジェンダーです。なぜ片づけられない男性は、女性ほどには責められないのでしょうか。

男性にも片づけが苦手な人はいます。発達障害の特性で片づけが苦手な人は、優先順位をつけるのが苦手なので、必要なものと不要なものの選別ができず、かつどこにしまえばいいのかわからないのです。

私も、片づけが得意ではありません。特に、気合いを入れて片づけをし、通帳や印鑑など、「これは大事なものだから、きちんとしまっておかないと」と片づけたものほど、どこにしまったか忘れます。

しかし、「発達ハック」の一つとして「見える化」を心がけ、透明のケースやジップロックに入れるなどすると、「どこにしまったか忘れた問題」は解決に近づきます。

ちなみに、**何が必要で何が不要か選別する際には、他人を交えるとうまくいきます。**

以前、引っ越しの荷造りを友人に手伝ってもらったのですが、「桂ちゃんは服が多すぎる!」と言われ、一部処分をすることにしました。

でも、私の中では「これは母が買ってくれた思い出の服だから」(ちなみに母は健在です)、「これは会社員時代の初任給で買った服だから」と、今は着ることはないのに思い入れがある服が多くて、捨てるのを躊躇《ちゅうちょ》してしまっていました。

すると友人は、「ほら、このブラウス、黄ばんでる!」「このニットは毛玉だらけ!」「こんなヨレヨレの服、もう着ないでしょ?」とガンガン横から突っ込んでくれました。そうすると、あっという間に服の選別が終わり、いま着られる服だけが残りました。

このように、不用品の選別をする際は、客観的に判断してくれる他人を交えるのも一つの「発達ハック」なのです。

セクハラ・パワハラに注意！

発達障害傾向、特にＡＳＤの傾向が強い女性当事者は、言葉の裏を読めず、そのまま受け止めてしまう場合があります。

そのため、**悪質なナンパや、セクハラ・パワハラを受けてしまうことには注意が必要**です。

発達障害の特性ゆえ、家庭や職場で怒られてばかりの失敗経験を積んできた女性が、男性に「かわいいね」「素敵だね」と言い寄られると、舞い上がってしまうことも……。

それがその男性の本音ならばいいのですが、ただの遊びやナンパということともしばしば。ほめ言葉を真に受けた発達障害女性が、悪い男性に流されて性被害にあってしまったというケースも報告されています。

発達障害傾向のある女性には、自分に自信がない人も多く、それゆえに人の顔色をうかがっておどおどした態度で行動することもあります(私自身も一時期そうでした)。

私も、とある取引先の人からパワハラともとれる言動をされたことがあります。同業者に相談したところ、「それ、明らかにパワハラだから」と指摘されました。

そして、本人になぜパワハラをしたのか理由を聞くと、「人の顔色をうかがうところがイラッとくる」とストレートに言われました。

これまで取材にご協力いただいた女性当事者の中にも、「何度も転職し、働いた職場全部でパワハラを受けた」と語っていた方がいました。

パワハラをするような上司は、「こいつなら何も言い返さない。自分が悪いと思い込むだろう」とわかってパワハラをしてくるのではないか、と私は推測しています。

セクハラも、構造上同じです。加害者はいかにも被害を申告しなさそうな、おとなしそうな地味な女性や、「自分にも非があった」と思い込みそうな女性を狙います。

パワハラ・セクハラ加害者は、攻撃する相手を選んでいるのです。

ちなみに私は一時期、金髪にしていましたが、金髪にしたとたん、電車内や駅構内での男性からの迷惑行為（わざとぶつかってくる、満員電車内で蹴ってくるなど）が減りました。おそらく、こんな強めな格好をしている女に手を出したら、ただじゃすまされないと思ったのでしょう。

恋愛市場であえぐ男性当事者たち

今まで取材してきた男性当事者の中には、既婚者やパートナーがいる方もいました。その中には、「発達障害がありながらも結婚できた自分は運がよかった」と語っていた方がいたのが印象的でした。

というのも、発達障害の極端な特性は恋愛市場では不利に働くことが多いからです。

恋愛における勝敗は、ざっくり言うとコミュニケーションが取れるかどうかで決まります。

たとえば、ASD傾向で、ある一定の話題にしか興味を示さない、あるいはしゃべりすぎて相手の話をまったく聞かないとなると、会話のキャッチボールが続きません。

そして、これが深刻な問題なのですが、発達障害傾向のある方の一部は自分に合う仕事が見つからず、数か月単位で転職を繰り返している、または障害者雇用枠で働いているということがあります（障害者雇用では、発達障害は精神障害に分類されます。精神は身体よりも給与の平均が低く、さらに精神の雇用者数はあまり多くありません）。

恋愛市場や婚活市場では、将来的な結婚生活を見据え、経済力を目安にパートナーを選ぶ方もいます。

発達障害傾向のある方は、適材適所に配置されていれば仕事がうまくいき、とりあえず経済面の問題をクリアできることもありますが（このご時世、絶対に安定な職などありませんが……）、取材してきたほとんどの男性当事者は、「仕事ができない＝収入が少ない」のでモテないことをコンプレックスにしていました。

今はだいぶ世の中の多様化が進み(と思いたいです)、「男性が稼いで女性は家を守る」という価値観は崩れつつあります。現に、私の知人にも妻が外に働きに出て、夫が主夫をしている夫婦もいます。

しかしやはり、「お金=男性」という価値観は根強く残っているようで、結婚当初は夫婦同じくらいの収入だったのが、のちに妻のほうが先に出世したことで夫のプライドが傷ついて不仲となり、離婚に至ったケースも知っています。

女性が結婚して、生きづらさから解放されるのはずるい?

このように、「お金を稼ぐこと」に関して敏感な男性は多いと個人的に思っています。そして、そのコンプレックスをこじらせた末に、「女性の発達障害者は、結婚すれば旦那をATM代わりにできて、生きづらさから解放されるからいいよな……」というひねくれた考えに至ってしまう場合もあります。

たしかに、今回みなさんにご協力いただいたアンケートでも、「結婚して困りごとが解決した」と答えた女性はいましたし、発達障害の妻を持つルポライターの鈴木大介さんも、紆余曲折はあれどそのパターンだといえます（くわしくは、鈴木さん著『されど愛しきお妻様――「大人の発達障害」の妻と「脳が壊れた」僕の18年間』［講談社］に、壮絶なのに愛情あふれる夫婦生活が記されています）。

とは言え、私は「女性は結婚すれば生きづらさから解放されるからずるい」と女性を責めるのは少し的外れだと思っています。

なかには、長い間引きこもっているとか、過去に男性に傷つけられたトラウマから恋愛や結婚に踏み出せない女性もいます。それに、結婚したからといって、必ずしもトントン拍子でうまくいくとは限りません。

著書に『#発達系女子の明るい人生計画――ひとりぼっちの発達障害女性、いきなり結婚してみました』(河出書房新社)のあるライターの宇樹義子さんは、ASDの特性から3度も離婚の危機を経験したことを告白しています。

では、男女間の無用な対立をなくすには、どうすればいいのでしょうか?

発達障害傾向のある方は、自分を客観視するのが苦手な特性があります。それでも、自分のペースでゆっくりと自分自身をモニタリングし、物事のとらえ方や「考え方のクセ」に気づけるようになれば、生きづらさからの解放も近いはずです。

ポイントは、「絶対に自分は正しい」と思い込まないこと、「自分が絶対に正しいと思ったときこそ、本当にそうなのか俯瞰して見てみる」ことです。

そうすれば、「発達障害男性VS発達障害女性」という最悪な構図を免れることができるのではないでしょうか。

【参考文献】
玉井仁著・星井博文シナリオ制作・深森あき作画『マンガでやさしくわかる認知行動療法』（日本能率協会マネジメントセンター）
福井至・貝谷久宣監修『図解　やさしくわかる認知行動療法』（ナツメ社）

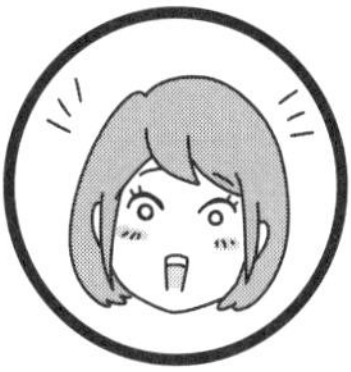

第4章

「人間関係」をラクにするハック

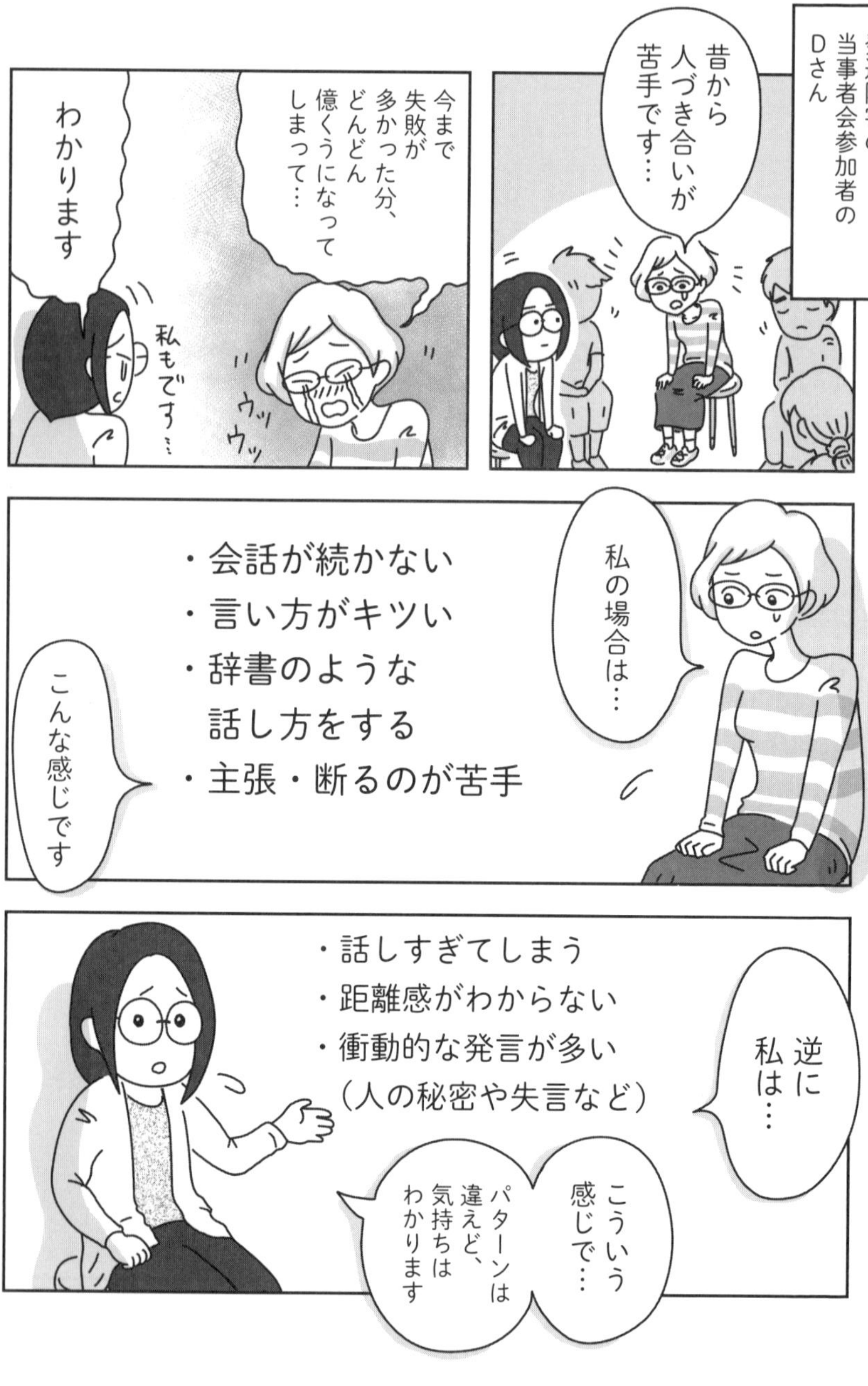

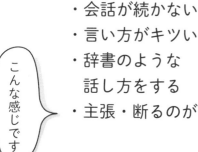

発達障害の当事者会参加者のDさん
昔から人づき合いが苦手です…
今まで失敗が多かった分、どんどん億くうになってしまって…
ウッウッ
わかります
私もです…
私の場合は…
・会話が続かない
・言い方がキツい
・辞書のような話し方をする
・主張・断るのが苦手
こんな感じです
逆に私は…
・話しすぎてしまう
・距離感がわからない
・衝動的な発言が多い（人の秘密や失言など）
こういう感じで…
パターンは違えど、気持ちはわかります

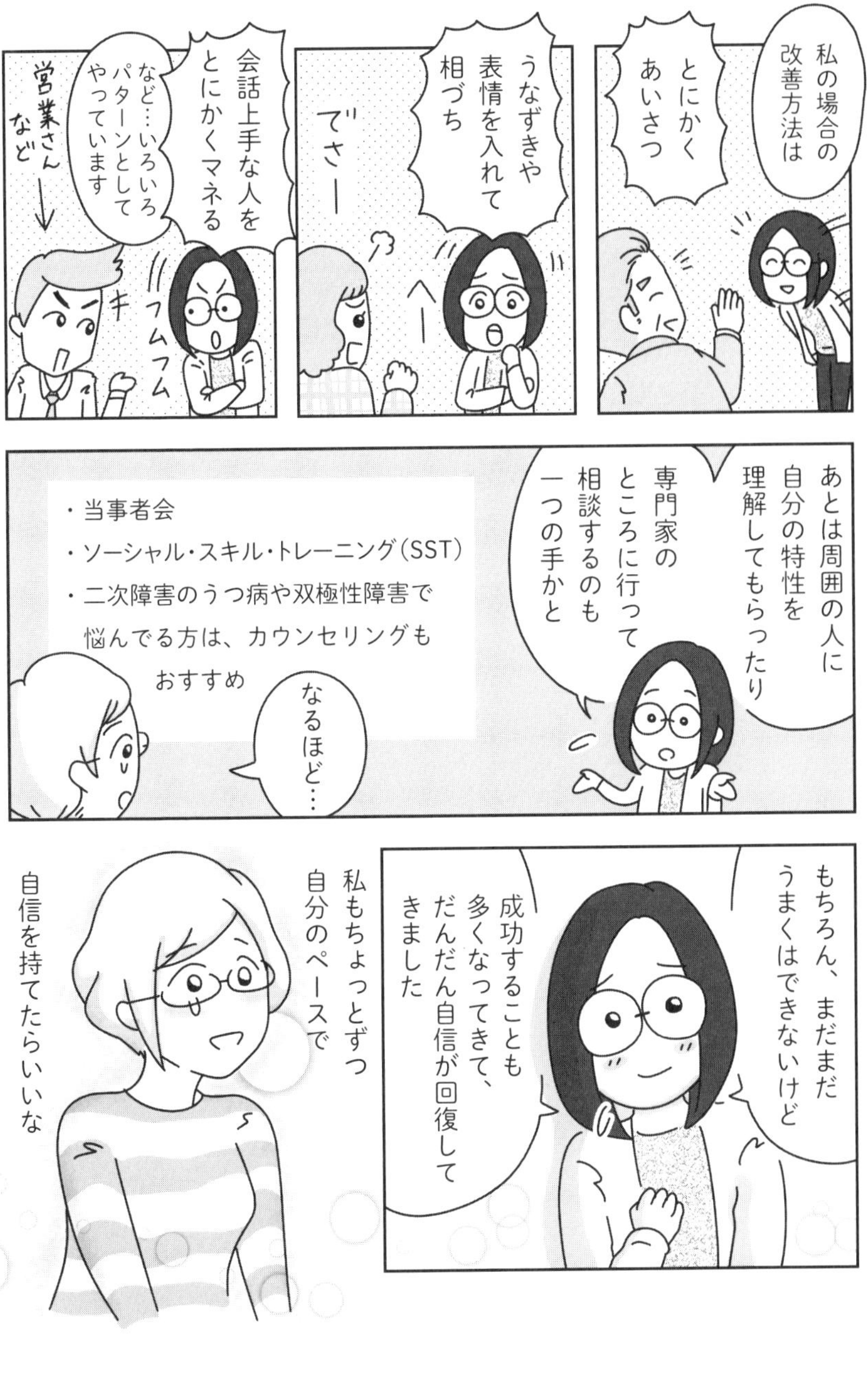
私の場合の改善方法は
とにかくあいさつ
うなずきや表情を入れて相づち
でさー
へー
会話上手な人をとにかくマネる
など…いろいろパターンとしてやっています
営業さんなど
フムフム
あとは周囲の人に自分の特性を理解してもらったり
専門家のところに行って相談するのも一つの手かと
・当事者会
・ソーシャル・スキル・トレーニング（SST）
・二次障害のうつ病や双極性障害で悩んでる方は、カウンセリングもおすすめ
なるほど…
もちろん、まだまだうまくはできないけど
成功することも多くなってきて、だんだん自信が回復してきました
私もちょっとずつ自分のペースで
自信を持てたらいいな

［親との関係］

01

親との関係が悪く、人格や能力をすべて否定されることもあってつらい。結局、親の言いなりになってしまう……。

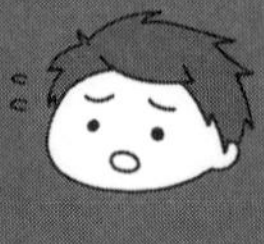

Hack!

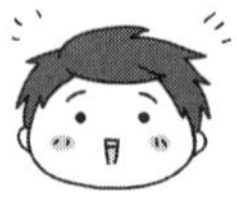

物理的に距離を置こう

物理的に距離を置くために、たとえば家を出て一人暮らしをはじめてもいいかも。そうすると、嫌な思いをすることを減らせます。

また、親の意見は一つのものの見方にすぎず、それを拒否する権利が自分にはあるのだと、自分自身に言い聞かせるのも効果ありです。

Point!

私自身、実家を出たら、過干渉気味で疲弊することもあった親との関係が少し良くなりました。

親の意見がすべて正しいとは限らないので、身近な人や信頼できる人の意見も聞いてみるようにしましょう。

〔雑談〕

02

雑談が苦手。
ちょっとした会話も続かず、
気まずい空気が流れてしまうことも……。

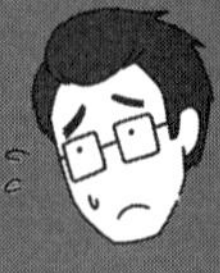

Hack!

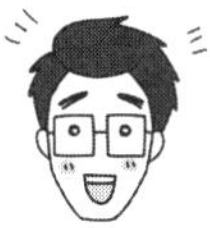

口ぐせや声のトーン、リアクションを研究しよう

コミュニケーション能力が高い人を観察し、その人の口ぐせや相づちのタイミング、声のトーン、リアクションの大きさなどをマネてみましょう。

〈口ぐせの例〉

- さすがですねー！
- 勉強になります。
- やりますね～。
- なるほどですね。
- うらやましいです。

Point!

コミュニケーションは、日々の積み重ねで上達します。まずは上記の口ぐせをマネしてみましょう。また、相手が「最近仕事が忙しくて大変なんだよね」と言ってきたら、「仕事が忙しい時期なんですね」と、同じ内容を返すだけでも、自然と会話が続きます。

［嫌われたくない］

03

嫌われたくないという気持ちが人一倍強い。自分の言い方が冷たくなかったか、相手を不快な気持ちにさせていないかと、つねに気が気でない。
ちょっとした日常会話でも、緊張して口が開かなくなってしまう。

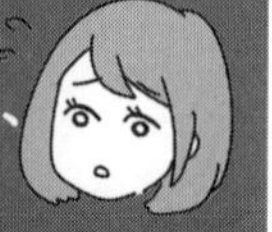

Hack!

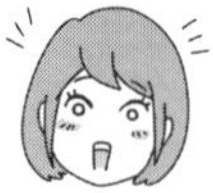

聞き役に回ろう

自分から話すと不安になってしまうので、できるだけ聞き役に回りましょう。

言葉が少ないかわりに、大げさにならない程度にジェスチャーを入れたり、小さい声でも相づちを打ったりすると、ちゃんと聞いていることをアピールできるので、良い印象を持たれるようになります。

Point!

思い切って聞き役に回るのは効果的！　聞き上手な人って、そこにいてくれるだけでなんとなく安心感がありますよね。

聞き上手な人に話を聞いてもらうと、話す側も気持ちが良いものです。

［ママ友］

04

ママ友とのゴールが見えない会話が苦手。上の空になったり、席を外したりしてしまう。

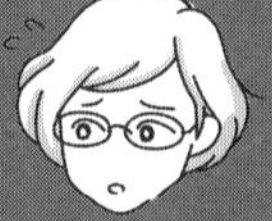

Hack!

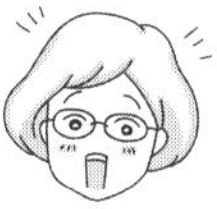

あいさつで好印象を持ってもらおう

普段のあいさつをしっかりして、「感じの良い人」という印象を残します。

そして、集まりには思い切って参加しないのが吉です。

Point!

一昔前の言葉だと「井戸端会議」ですね。

これがストレス解消になるという女性もいれば、会話に意味を求めるASD傾向のある人にとっては、苦痛でたまらないことでしょう。

一般的に「あいさつは大事」といわれますが、こういう場面でも役立つものです。

［初対面の人］

05

初対面の人とどういう話をしていいのかわからない。変にテンションを上げすぎてしまったり、話のネタに困って人の秘密をバラしたりしてしまう。

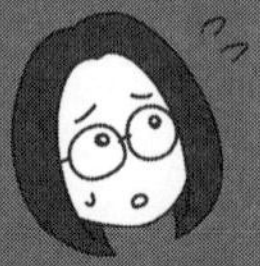

Hack!

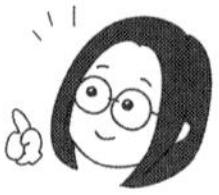

話す前に一呼吸置こう

初対面だと、相手もきっとどう接しようか迷っているので、そこまで気にしなくても大丈夫なものです。

人の秘密を話しそうになる前に、一呼吸置くようにしましょう。

Point!

人の噂話や秘密の話って、盛り上がりますよね。でもその盛り上がりはその場限りで、のちにトラブルにつながることも……。

無難なのは、「今日は寒いですね」といった天気の話や、「ここに来るまで迷いませんでしたか？」といった話題です。

いくつかパターンを決めておくと便利！

［マウントを取られる］

06

人と話していると依存されたり、マウントを取られたりしやすい。マウントを取られていることに気づかないので、気づいたころにはすでに、かなり悪化している……。

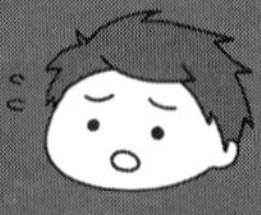

Hack!

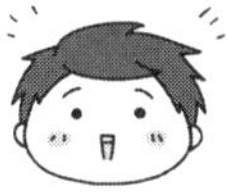

場合によっては、連絡を遮断しよう

「私はあなたの話が深刻すぎて、体調に支障が出ることがあります」などと理由を添えるか、場合によっては何も言わずに、連絡先をブロックします。

信頼できる第三者に、この状態について客観的に相談する手もあります。

Point!

ASD傾向の強い方の中は、「なぜ?」と理由を知りたがる人もいるので、その場合はなぜ距離を置きたいのか、説明したほうがいい場合もあります。

でも、理由の伝え方や表現のしかたによっては、余計なトラブルを招いてしまう可能性もあるので、第三者に相談することも検討しましょう。

まずは、自分を大切にしたいものです。

［友だちづくり］

07

固定の友だちをつくるのが面倒。何気ないメールの返信もおっくう。好きでもないママ友と会うのもモヤモヤ……。でも、誰かと会話して遊びたい気持ちはある。

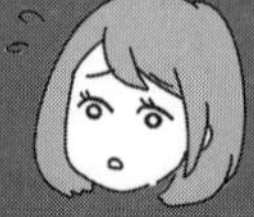

Hack!

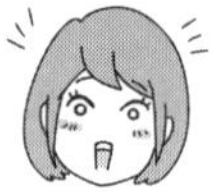

イベント時にのみ思いっきり楽しもう！

SNSなどでイベントを主催して呼びかけ、その日だけパッと集まったメンバーで会うようにすると楽しめるようになります。

いつも同じメンバーというわけではないので、人間関係もラクになります。

Point!

特別な日って楽しいですよね。長く続く友人関係も大切ですが、その場限りの出会いも楽しいもの。

自分の特性に合わせて人づき合いをしていけば、負担感も減らせます。

［友だちづき合い］

08

友だちづき合いが続かない。仲良くなりたいあまり、まだそこまで仲が深まってないのに、相手に踏み込みすぎてしまう。

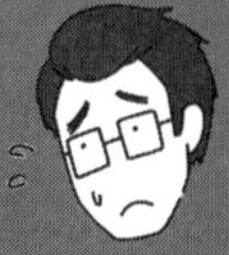

Hack!

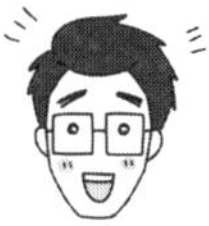

「距離感」を考えよう

　友だちになりたい人や友だちでい続けたい人とは、まずは「距離感」を考えるようにします。

　たとえば、いきなり距離をつめようとして二人きりで飲みに行くようなことは避けるようにしましょう。

Point!

　まだそこまでお互いのことを知らないのに突然深い話をすると、相手は驚いたり、引いてしまったりします。

　少しずつ、まずは軽いランチやお茶から誘って距離を近づけていくと、自然な関係でいられます。

［グループでの会話］

09

一対一の会話なら大丈夫だが、複数人の会話（特に女子集団）での会話が苦手。誰と話していいのかわからなくなる。

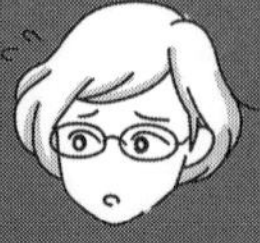

Hack!

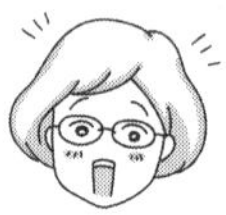

会話の定型文を覚えよう

雑談、特にガールズトークは、話に特別なオチがあるわけではないので、パターン化した定型文を返すようにします。

たとえば、かわいいアクセサリーをつけている人が話題になっていたら、「かわいい～。どこで買ったの？」など。

音ゲーのように、リズムよく回すのがコツです。

Point!

「定型文を覚えなきゃ！」と思うと堅苦しく感じてしまいますが、ゲームだと思えば楽しみつつこなせそうですよね。

また、ガールズトークをよく聞いていると、同じ内容が繰り返されていることも多いので、がんばって聞かなくてもいいのかも!?

［相談されやすい］

10

人に相談されやすく、
その相談内容に引っ張られやすい。
そして、私まで心身の
体調を崩してしまう……。

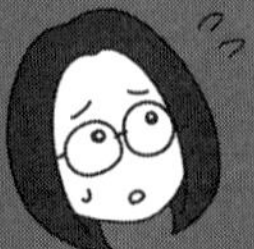

Hack!

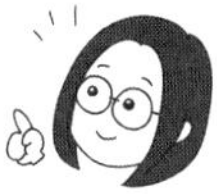

返事は
すぐにしない！

メールやLINEが来ても、わざと1日経ってから返信するようにします。

そうすると、「この人に相談しても返事が遅いから無駄」と思われて、少しずつ重い相談の数が減っていきます。

Point!

依存体質の人とのつき合いって難しいですよね……。

しかし、自分が倒れてしまっては元も子もないので、少しずつ距離を置くようにしていけば、相手も一気に大きなダメージを受けずにすみます。

［断れない］

11

人からのお誘いを断れない。本当は行きたくないのに、つき合いが悪いと思われたくなくて参加してしまう。

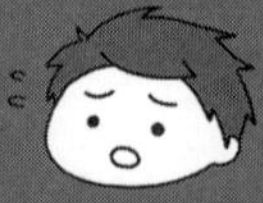

Hack!

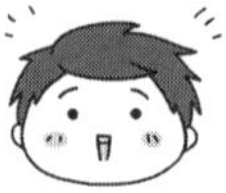

ウソも方便！「用事がある」と断ろう

「この日は両親が家に来るから」とか、「次の日に試験があるから」とか、ウソでもいいので予定をつくって断るようにします。

Point!

発達障害傾向のある方って優しいので、人を傷つけていないか不安に思っている人が多いんですよね……。

そして断れないでいると、どんどん自分自身が追い詰められていきます。

ウソの理由をつくるのは、最初のうちは苦しいかもしれませんが、「少し風邪っぽいから」など、軽めのウソなら大丈夫！

［自分のせいにする］

12

何か良くないことが起こると、
すべて自分が悪いと感じてしまう。
だから、自己主張ができず、
自分の意見も言えない……。

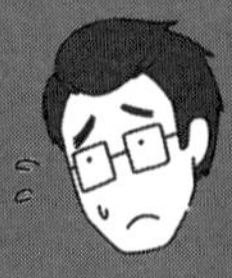

Hack!

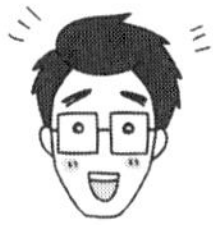

過去の成功体験を書き出そう

過去に自己主張をしたり主体的な言動をしたりしたことで、うまくいったことを書き留めておきます。

そしてそれを思い出すことで、人に話しかける勇気を持てるようになり、慣れている相手には多少自己主張できるようになっていきます。

Point!

書き出すことで、客観的に物事を考えられるようになります。

成功体験といっても、何も弁論大会で優勝したとか、そういった大きな例でなくてもかまいません。

誰かと出かけたときに、「ここに行きたい」と自分の希望を言えたことだって、立派な成功体験です。

［自信がない］

13

自分に自信がなく、何をするにも躊躇（ちゅうちょ）してしまう。

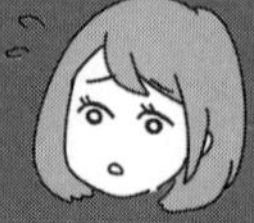

Hack!

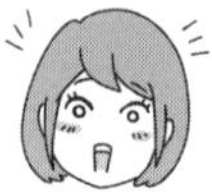

ラジオで、人の相談内容を聴いてみよう

ラジオの「テレフォン人生相談」で、パーソナリティーの方々や回答者のお話を聞くことにより、自分自身、これまでの過程でできていたこと、できていなかったことに気づくことができます。

ぜひ、心の成長につなげてください。

Point!

自分以外の人の悩みとその回答を知ると、悩んでいるのは自分だけではないと共感できますよね。

新聞の人生相談欄にも、似たような効果があると感じます。

また、パーソナリティーはお話のプロ。コミュニケーションの参考にもなります。

［飲み会］

14

**飲み会で会話が弾まないと、
翌日、ひどく落ち込んでしまう。
やはり、自分のコミュニケーション
能力が低くて、
みんな楽しめなかったのかなと……。**

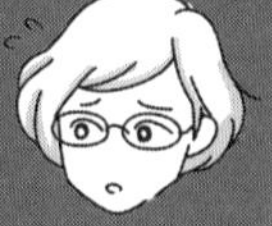

Hack!

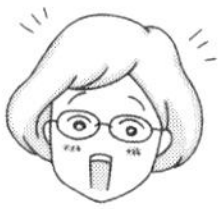

同じ悩みを持つ人のブログを読んでみよう

自分と同じように、コミュニケーションや人づき合いが苦手な人のブログを探して読んでみると、悩んでいるのは自分だけではないのだと勇気づけられます。

Point!

自分だけが悩んでいると思うと、みんなうまくやれているのに……という劣等感が生まれがちですが、一人じゃないと思えると心強いですよね。

［恋人］

15

恋人ができない……。
みんなどうやって仲を深めて、
おつき合いにまで発展させているのか
不思議です。

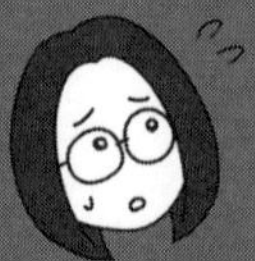

Hack!

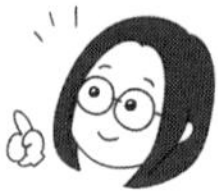

相手の気持ちを第一に考えよう

　ひたすら自分の情報を相手に伝えるのではなく、相手が要求していることをよく観察して、それに応えられるようにしましょう。

　いきなり相手に何かプレゼントを贈ったとしても、それが相手にとっては気をつかってしまう原因になることもあります。

Point!

　自分がされてうれしいことと、相手がされてうれしいことは、必ずしもイコールとは限りません。

　相手のことをよく知り、相手の気持ちに寄りそうと、お互い自然と心を開けるようになれそうです。

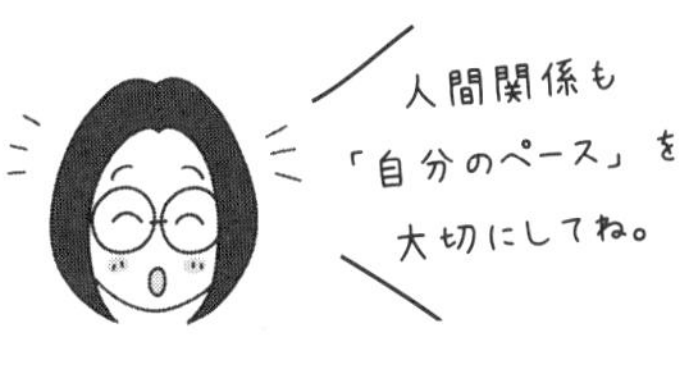
人間関係も
「自分のペース」を
大切にしてね。

Column

「働く」ということと発達障害

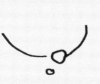

私は大学3年の秋口から就職活動をはじめました。しかし当時ちょうど、リーマンショックが起こり、景気は最悪。どこの企業の説明会もすぐに満席になってしまい、就職試験どころか説明会にも参加できない状態が続いていました。

運よく説明会に参加できても、そこから面接、内定までたどり着くことができないまま……。しかも、当時の私は就活をなめていて、自己分析不足、アルバイトを探す感覚で就活をしていました。

これは発達障害当事者が就活の際によく言う言葉なのですが、「自分が働いている姿を想像できない」。まさに私もそれでした。

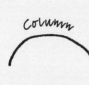

特にやりたい仕事もなかったので、とにかく生活をするためにお金を稼いで、自分の趣味である音楽ライブに行ける時間を確保したい――それができる仕事を基準に就活をしていました。

面接に落ち続けて、自信を喪失

学生時代は、編集プロダクションに近い出版社でバイトをしていましたが、本当は自分に向いているはずの「書く仕事」ができる出版社や編集プロダクションは一社も受けませんでした。

出版社の社員の様子を見ていると、プライベートを犠牲にしている人や身体を壊す人が多く、この業界ではやっていけそうにないと思ったからです。

そのかわりに、プライベートの時間を確保できる一般職（事務職）ばかり受けていたのです。

これも発達障害の特性の一つだと思うのですが、面接で自分を必要以上によく偽ること、盛って話すことが私にはできません。

そして、「面接に落ちる→自分は社会から必要とされていない→自信がなくなる」という負のループにハマってしまって、次第に就活自体をやめてしまいました。

卒業式が間近に迫ってきた頃、いよいよ現実逃避している暇はないと目が醒め、そこから必死で就活再開。

なんとか卒業式2週間前に、とある中小企業の事務職の内定をもらいました（この頃のことは必死すぎて、記憶が一部飛んでいます……）。

社会人のスタートは、中小企業の事務職。しかし……

さて、滑り込みで始まった社会人生活。当時はまだ自分が発達障害者だという自覚はありません。私はすぐ壁にぶつかりました。

まず、なぜ社内のお局さん的存在の女性社員2名がひそひそ話や筆談で会話をしているのかがわかりません。

もしかして、私の悪口を話しているのかな……？　そんなマイナスな思考がよぎります（彼女たちは、主に男性社員への不満を話していたのだと、のちに女子会ランチに同席した同僚に聞きました）。

それだけでも不安なのに、社内の連携がうまく取れておらず、社内に微妙な派閥が存在したため、上司に指示されたことと他部署の人が指示してくる内容が真逆のことがあり、何が正解なのかわからなくなってしまったのです。

これは、ＡＳＤの傾向である「臨機応変な対応が苦手」という特性に当てはまる出来事です。

そんな社会人生活に戸惑っていたとき、ストレス発散がてら大手金融系の会社に就職した友だちと飲みに行きました。

彼女が就職した会社には細かい規定のマニュアルがあり、そこには「髪色はトーン8まで」という記載もあったので、彼女はしっかりとそのルールを守って暗めの茶髪にしていました。

そうだ。私、就活の何が嫌だったかというと、髪を黒染めしないといけないことだったんだ！

社会に出るという理由だけで、オシャレの一環を奪われてしまうことに、テンションはだだ下がりでした。

そういえば、うちの会社には髪色に関するマニュアルがない！　ならば、髪を染めてもいいはずだ！

そう思い（発達障害にありがちな「0か100思考」）、長く苦痛を感じていた就活黒髪ヘアとおさらばしようと、美容室を予約。美容師さんには明るいピンクベージュをリクエストしました。

就活のため一度黒染めしているので、いったんブリーチで金髪にしてからピンクベージュを入れました。久しぶりに自分好みの髪色！　爽快！

しかし、翌日出社すると社員の目は私の髪色に集中し、60代近い常務なんてマンガのように口をポカン。別の部署の40代の男性社員から、「その髪色はないよ……金髪じゃん」、そう怒られたのです。

これは私にとっては金髪ではない、ピンクベージュ……そう思っていましたが、世間的には金髪だったようです。

もう一度美容室に行くお金もないので、市販のカラーリング剤を使ってセルフで黒染めをしましたが、一度ブリーチをしてしまっているのですぐに色落ちし、また明るくなってきて、そのたびに口うるさい男性社員に怒られていました。

もしかして私、社会人失格……？

こんな感じで、明らかに社会に適応できていないダメダメ新入社員でした……。そして極めつけは、私の配属された部署が総務・経理であったこと。算数ＬＤのある私が帳簿をつけるなんて無謀です。電卓を使っているにもかかわらず、一度や二度では絶対に計算が合わず、記入ミス・漏れもありました。

そして、不注意優勢ＡＤＨＤのため、会議の資料をコピーする際は印刷サイズを間違える、資料を綴じる際も角が揃わない、経費のグラフ作成を頼まれるととんでもない数値を叩き出してしまう……。こんな感じで、普通の人がすぐにできる仕事にかなりの時間を要していました。

そして、帰宅すると部屋でばったり倒れて動けなくなります。事務職の私はほとんど毎日定時で上がれていたので、他部署の社員よりも働いている時間は短いはず。なのに、なぜこんなに疲れているのだろう……。

不思議でならず、慢性疲労症候群やバセドウ病を疑って検査を受けましたが、低血圧なだけでほかは至って健康そのもの。ならば、この体調不良は気の持ちようか……。私はなんてダメな人間なのだろう……。

そうモヤモヤしながら過ごしていたら、定年までこの会社で過ごせる自信がなくなってきました。

転職を考えましたが、当時は「3年間同じ職場で働かないと忍耐力がないとされるので、次の職に就けない」という「3年神話」を本気で信じていました。

毎日、会社辞めたい、会社辞めたいと思いながら、夜はアルコールに頼ってベッドに倒れ込むようにして寝ていたのです。

そしてきっかり3年で会社を辞め、フリーランスのライターになったのが25歳のとき。当初は仕事が少なく、人脈をたどって仕事の営業をして回り、すずめの涙ほどの貯金を切り崩しながら生活していました。

しかし、会社員時代のときのようなひどい倦怠感や憂うつ感に襲われることはなくなりました。

でも、駆け出しのライター。仕事は選ばなかったし、どんなに安い仕事でも引き受けていたので、時にはキツい仕事やトラブルに巻き込まれることもありました。

それでも、ライターという仕事は私の適性に合っていました。ちょうど貯金が底を尽きたとき、ようやく食えるライターになることができたのです。

たまたまですが、私の父と叔父はフリーランスとして、今も働いています。だから、フリーランスとはどんな働き方なのかだいたいのことを知っていたのも、フリーランスでやってこられた要因の一つなのかもしれません。

フリーランスを選んだこと、これも生き抜くためのハックだった

私は会社員を辞め、フリーランスのライターになる道を選びました。これも生き残るための一種の「発達ハック」です。

フリーランスのメリットは、締切さえ守れれば好きな時間に仕事ができること、出勤する必要がないこと、自分の好きな仕事や興味のある仕事ができること。ほかにも、憧れの方にお会いできるし、交友関係も広がるというメリットもあります。

しかし、逆にデメリットもあります。むしろ、デメリットのほうが大きい気がします。

収入は月によって違うし、何か大きなミスを犯したら仕事を失う可能性も

あります。有給も社会保険も、傷病手当金や退職金もありません（ただ、節税対策も兼ねて、フリーランスのための退職金代わりとなる小規模企業共済には先日加入しました）。

フリーライター仲間に聞いてみると、だいたいの人は、貯金が３００万円ほど貯まり（1年間仕事がなくても、なんとか生活できる金額）、出版社や編プロに就職して業界での人脈を築き上げたあと、フリーになっているようです。

一方、私が会社員生活に限界を感じて辞めたときの貯金はたった60万円。出版業界の人脈も片手で数えられるほどでした。

あとでわかったことですが、私の選択は賭けだったようです……。

よく、「自由な働き方のできるフリーランスになりたい！」と、フリーランスになるためのセミナーに通う人もいます。

でも私の場合は、自由を求めたというよりも、「発達障害の特性のため、フリーランスにならざるを得なかった」というほうが正しいと思います。

社会に適応できていたならば、会社員のほうが安心・安全な場面が圧倒的に多いでしょう（フリーランスは社会的信用度が低いので、引っ越しのたびに賃貸の審査でドキドキします……）。

私にとって、フリーランスとして働くことは生き残るための手段です。安易におすすめはしません。**どうしても会社員として働けない人の最終手段だ**と考えているからです。

それでもフリーになりたいという方には、たっぷり貯金をして、信頼されるような言動を心がけて、仕事をもらえるよう実績をつくって、かつ、仕事を詰め込みすぎず、適度に息抜きをして健康第一に働いてほしい――それが、今の私がお伝えできることです。

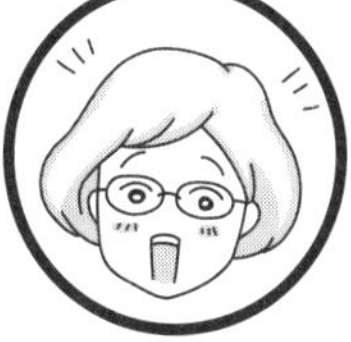

第5章

「自分の体調」とうまくつき合うハック

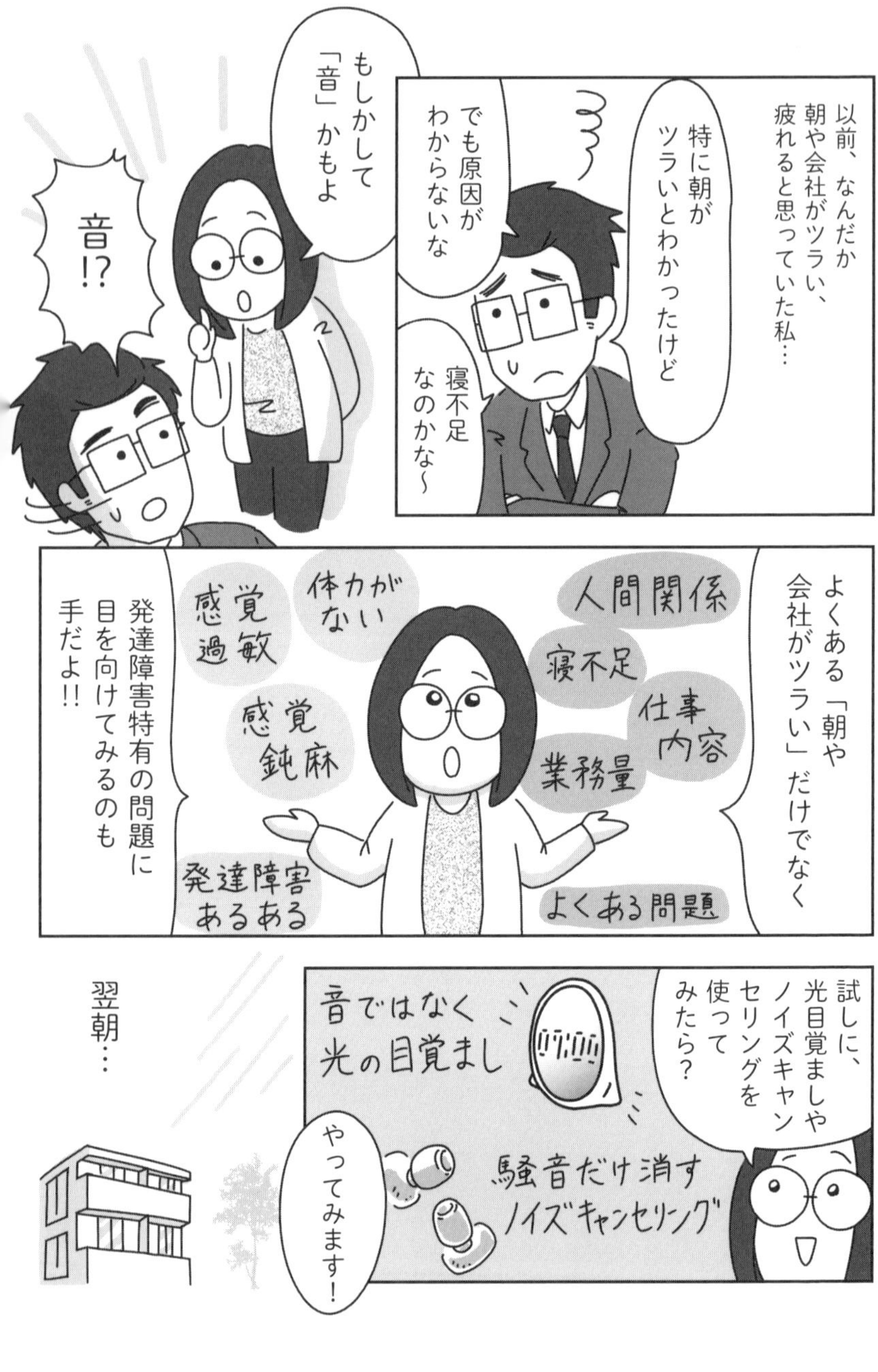
以前、なんだか朝や会社がツラい、疲れると思っていた私…
特に朝がツラいとわかったけど
でも原因がわからないな
寝不足なのかな〜
もしかして「音」かもよ
音!?
よくある「朝や会社がツライ」だけでなく
人間関係
寝不足
仕事内容
業務量
よくある問題
体力がない
感覚過敏
感覚鈍麻
発達障害あるある
発達障害特有の問題に目を向けてみるのも手だよ!!
試しに、光目覚ましやノイズキャンセリングを使ってみたら?
音ではなく光の目覚まし
騒音だけ消すノイズキャンセリング
やってみます!
翌朝…

※光が苦手な人もいます

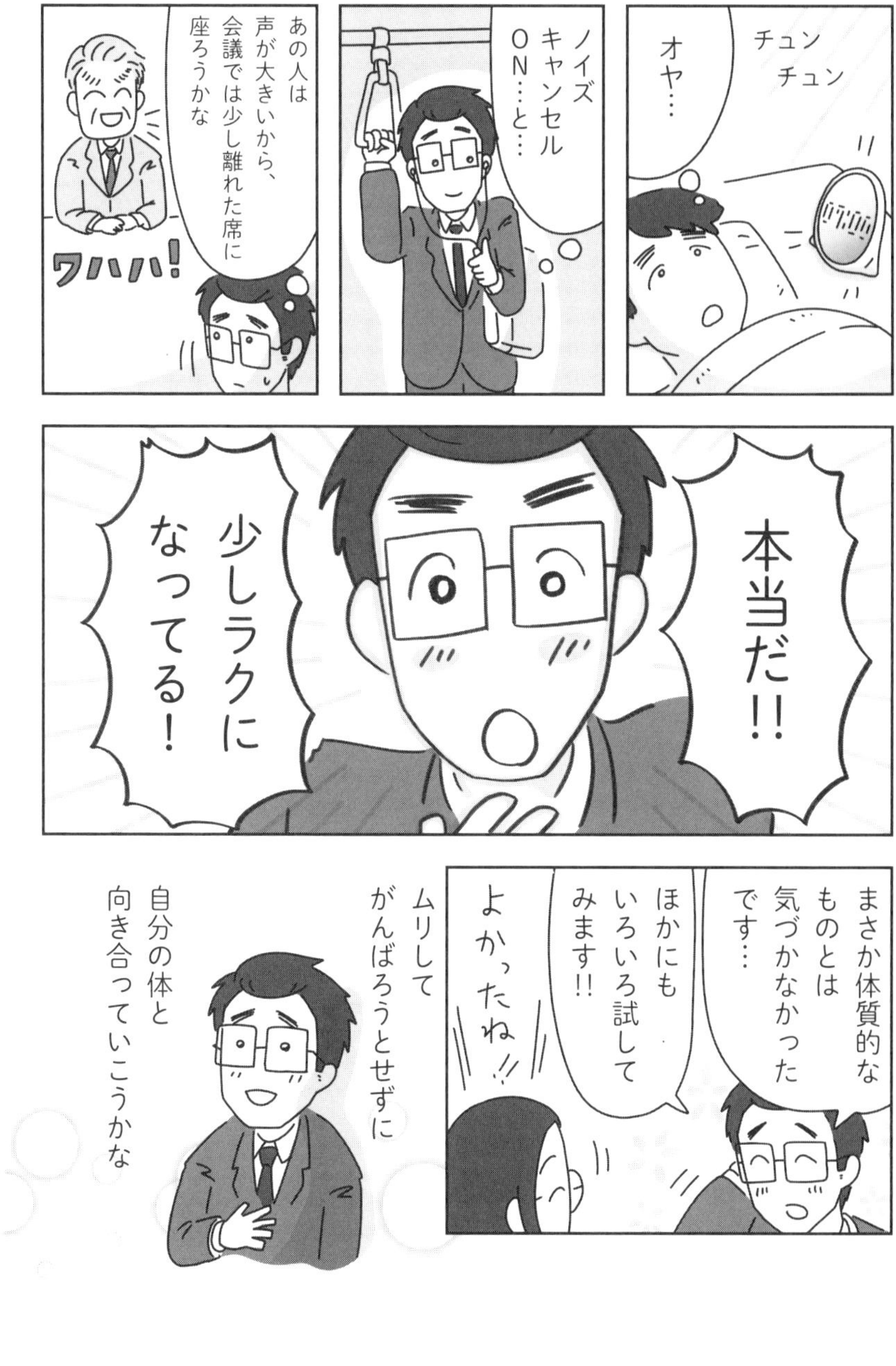
チュン チュン
オヤ…
ノイズキャンセルON…と…
あの人は声が大きいから、会議では少し離れた席に座ろうかな
ワハハ!
本当だ!!
少しラクになってる!
まさか体質的なものとは気づかなかったです…
ほかにもいろいろ試してみます!!
よかったね!!
ムリしてがんばろうとせずに
自分の体と向き合っていこうかな

〔疲れやすい〕

01

体力がなくて疲れやすい。
仕事から帰宅したらソファの上で
動けなくなるし、遊びに行っても
途中で疲れちゃって最後まで楽しめない。

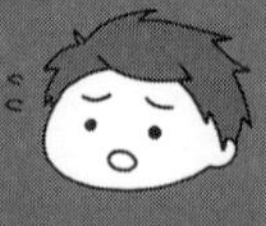

Hack!

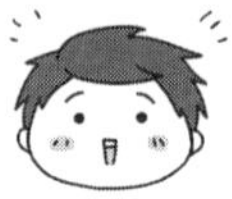

「がんばれない日」を把握しておこう

日頃から、睡眠時間やストレスの度合い、集中力の度合いなどをアプリで管理して、「自分ががんばれない日」を把握しておきます。

たとえば、「月曜日はどんなに睡眠が取れていても眠い」「毎日この時間帯は集中力が切れる」など。

それらを考慮したうえで仕事のスケジュールを立てると、がんばれないときがあっても、それを見越して「準備しておくこと」ができるようになります。

Hack!

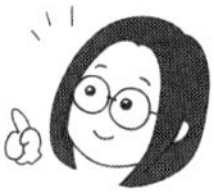

省エネで過ごそう

メイクを最小限にして、浮いた時間を睡眠時間に回したり、疲労回復のためのサプリを飲んだり、洗髪は2日に1回にしたりと、仕事以外のことはすべて省エネで過ごすようにするのもおすすめです。

Point!

心療内科などの先生は、患者さんに「生活リズム表」をつけてもらって、診察の際に参考にすることがあります。

自分でも、体調の波のパターンをしっかりと把握しておけば、もし仕事をがんばれない日があっても帳尻を合わせることができますよね。

ちなみに私自身も、会社員だったときに「省エネ作戦」を取り入れていました。

特に女性は、朝のメイクに時間がかかりますよね……。

［急に体力が切れる］ 02

急に体力が切れて動けなくなってしまう。

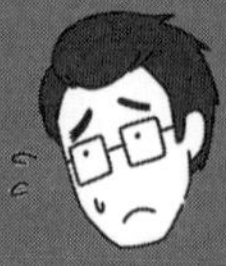

Hack!

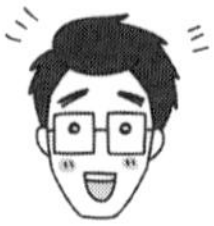

飴やお菓子を食べよう

　ごはんを食べ忘れた際に体力切れになることが多いという人は、お菓子を持ち歩き、疲れたら口に入れるようにすると、移動ができる程度まで回復します。

Point!

　登山のときは、つねに飴やチョコを口に含んで登りますよね。

　低血糖が原因の場合もありますので、普段から低血糖になりやすい人は飴やチョコで糖分を補給しましょう。

〔思考力が鈍る〕

03

**疲れてくると、
脳内がバグったようになり、
何かを考えたり判断したりする
能力が鈍ってしまう。**

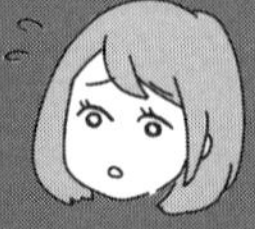

Hack!

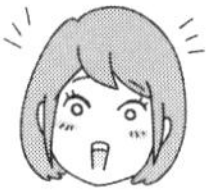

一度、個室にこもろう

焦燥感に襲われたときは、一度、トイレの個室などにこもって、イヤフォンや耳栓などをして、脳への刺激の負担を減らすようにしてみましょう。

Point!

発達障害傾向のある人は、情報を取り込みすぎて、脳内処理が追いつかない場合があります。

ですから、できるだけ入ってくる情報を遮断しましょう。

もし、すぐに個室に移動できない場合は、数分間目をつぶるだけでも違うと思います。

［朝、起きられない］

04

低気圧や生理周期（生理前や生理中）によって、朝、なかなか起きられない日がある。

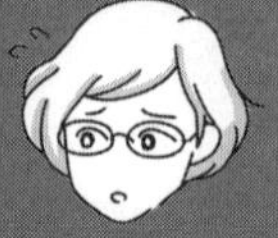

Hack!

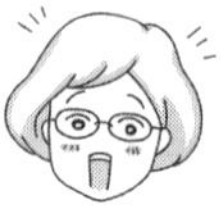

思い切って環境を変えよう

決まった時間に登校しなくてもいい通信制の学校に行く、フレックス制度のある会社では午後出社にしてもらう、という方法があります。

Hack!

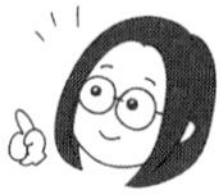

早寝をしよう

とにかく、早い時間に寝るようにします。

そうすると、アラームを使わなくても、自然に早起きができるようになります。

Hack!

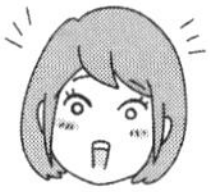

冬場は電気毛布を熱いくらいにセットしよう

タイマーと温度設定のできる電気毛布を使い、起きる予定の2時間前から熱すぎるくらいの温度に設定します。
そうすると、冬場でも汗をかくぐらい暑くて、布団から出てこられるようになります。

Point!

最近増えているフレックス制度のある会社。テレワーク（自宅勤務）を取り入れている会社もありますよね。
そのような環境の会社に、思い切って転職するのも手段の一つです。

早寝早起き、頭ではわかっていても難しいもの。
しかし、一度習慣化させてしまえば、その快適さに目覚めるかもしれません！

電気毛布はこたつと同じで、なかなか布団から出られないのかと思いきや、逆の発想！
電気毛布を持っている方は、ぜひ一度試してみてください。

［電車やバスで疲れる］

05

電車やバスなど、公共交通機関による移動で、過剰なまでに疲れてしまう。職場に着く頃にはすでにクタクタで、仕事にならない日も……。

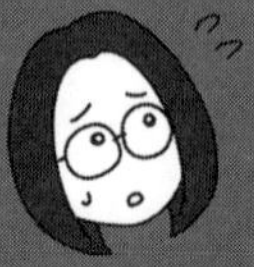

Hack!

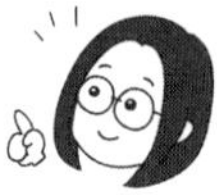

入ってくる情報を遮断しよう

聴覚過敏と視覚過敏が原因だという方は、ノイズキャンセリングイヤフォンをしたうえで、スマホや読書などに集中することで、意識的に視野や聴覚を狭めるようにします。

そうすると、余計な疲労をためないようになります。

Point!

発達障害傾向のある方は、そうでない方より、聴覚や視覚、嗅覚などが過敏な場合があり、脳内の処理が追いつかなくなって疲れやすい傾向にあります。

デジタル耳栓のほか、林業用のイヤーマフや、ドラッグストアなどで手に入るシンプルな耳栓、サングラスなどを使用している方もいるようです。

〔光、音〕

06

スーパーなどの光やお店のBGMによって疲労し、その疲れにギリギリまで気づかず、体調不良に陥ってしまう。

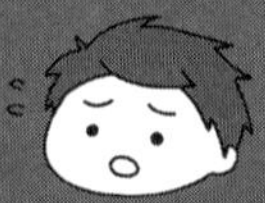

Hack!

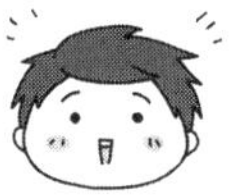

あらかじめ、ノイズキャンセリングイヤフォンやサングラスをして出かけよう

音や光の刺激が強そうな場所に行く際は、ノイズキャンセリングイヤフォンをしたり、サングラスをかけたりして出かけます。

自分で刺激に気づかないときもあるので、人混みの多い場所や晴れている日は、これらのアイテムをあらかじめ身につけておくようにします。

Point!

先ほどは、移動の際に疲れるというお悩みでしたが、こちらの方は疲労にギリギリまで気づかないというお悩みの方。

私自身も聴覚過敏があるので、つねにノイズキャンセリングイヤフォンを持ち歩いています。疲れる前に予防!

［気分の波］

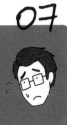

07

気分の波があり、朝からマイナス思考の日は涙が止まらず、会社に行けなくなる。

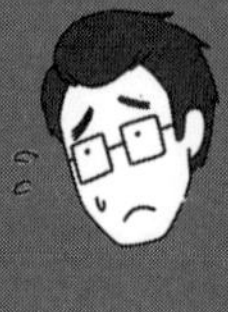

Hack!

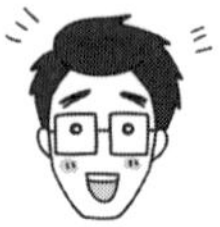

思いきって休もう

「つらい」と感じる日は、思い切って会社を休みましょう。

無理して出社しても、マイナス思考がついて回って、ミスを連発してしまうことが想定されるので。

Point!

休むことができる環境の職場なら、思い切って休みましょう（休めない会社はブラックですが……）。

私自身、熱が37.5℃以上ないと休んではいけないと思い込んでいた時期がありましたが、心の疲れだって体調不良の一つだと考えたら、罪悪感なく休めるようになりました。

〔気温差〕

08

校則で学校内では、制服のブラウスの上にカーディガンなどを着用してはいけないので、外と部屋の中との気温差がひどく、体調が悪くなる。

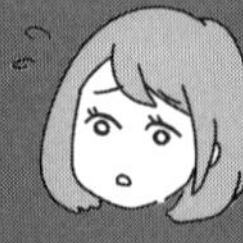

Hack!

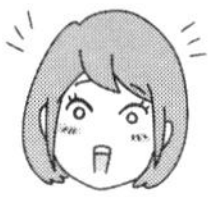

下着で体温を調節しよう

上に着込むことが校則違反なら、下に着込めばいい！ヒートテックなどの下着で調節するようにしましょう。

Point!

　最近は、いろんなメーカーから温かい下着が発売されています。
　素材によっては感覚過敏で着られない人もいるので、そこは自分に合う素材の下着を探す必要もありますね。

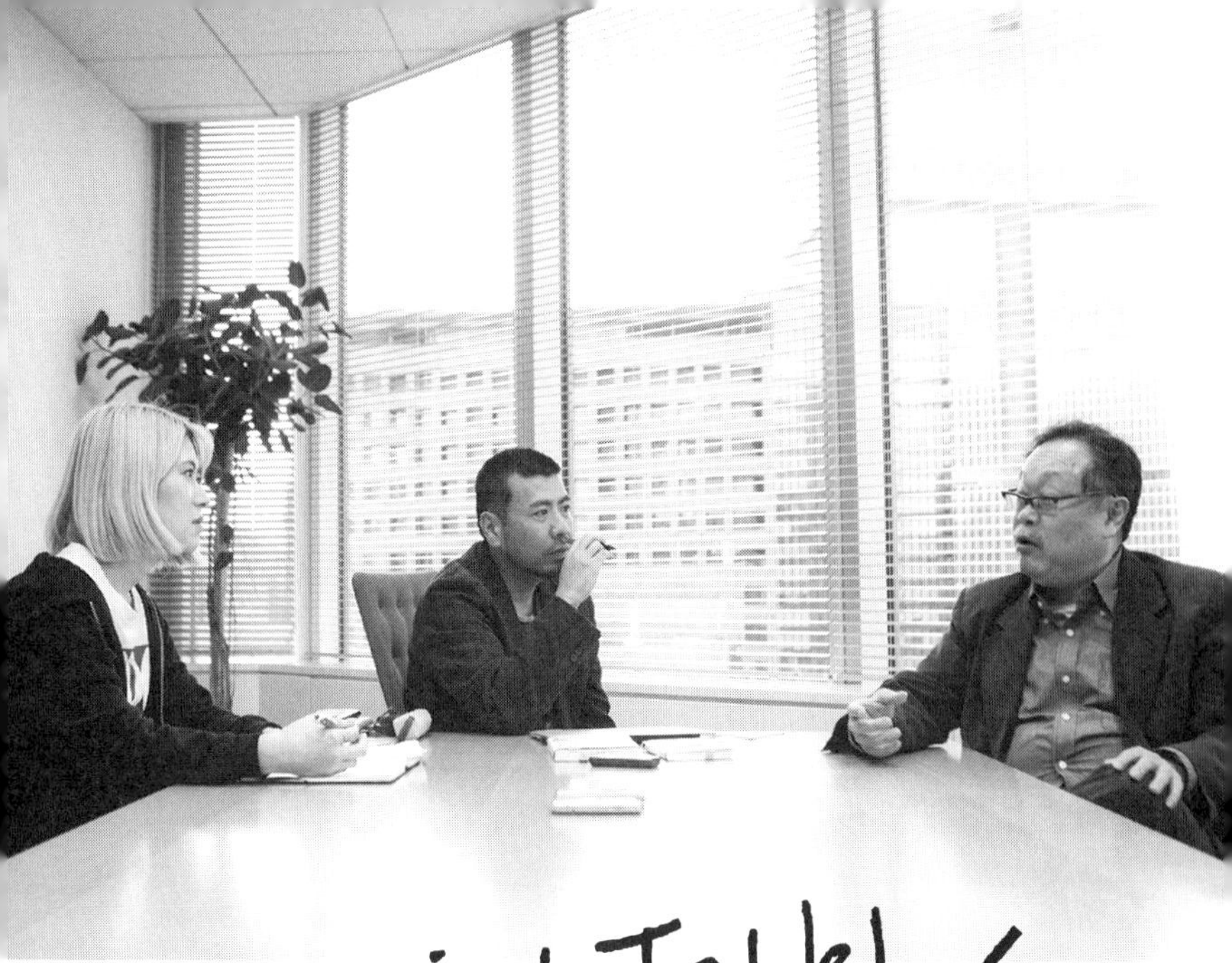

Special Talk!

（巻末スペシャル対談）

年齢を重ねて振り返る「生きづらさ」とハック

竹熊健太郎 × 鈴木大介

社会に出ても仕事ができずに挫折してしまう若者、あるいは学校で問題行動を起こしてしまう子どもにスポットが当てられがちな発達障害。

しかし、昔は発達障害という概念がなかっただけで、当然、今の中高年にも発達障害の当事者は存在しています。

そこで今回は、50代にして軽度発達障害が発覚したことを公表した編集家の竹熊健太郎さんと、41歳という若さで脳梗塞により倒れた後遺症から高次脳機能障害を患ったルポライターの鈴木大介さんに、周りの人ができることができない苦悩や、お二人が実践しているハックについて語っていただきました。

フリーランスとして生きることが、ライフハックだった

――竹熊さんは発達障害により、忘れ物や衝動的な言動で人間関係上の問題を起こしたり、鈴木さんは高次脳機能障害の後遺症により、短期記憶や電話

での受け答えが難しくなったと、それぞれのご著書にありますよね。

鈴木：竹熊さんの著書『フリーランス、40歳の壁――自由業者は、どうして40歳から仕事が減るのか？』（ダイヤモンド社）は自分のことが書かれているようでした。僕も、フリーランス以外できないと思ったからそうなったし、なっていなかったらホームレスか犯罪者という竹熊さんの言葉には同感しかない。

ただ、僕は高次脳機能障害になる前からうっすら苦手なことはあって、それを避けて生きてきました。たとえば、電車に乗れなかったり、同じ場所に毎日通い続けるのが耐え難くつらかったり……。

だから、そういう**苦手なことから逃げて自分の得意なことで生きていこうとしました。**実は、就職活動すら、したことがない。

竹熊：じゃあ、僕と一緒だ。でも僕は一度だけ就職しています。46歳のときに京都精華大学の教授になったのですが、マルチタスクをこなせず、精神を病んで辞めました。

今は多摩美術大学の非常勤講師なので、講義のみでマルチタスクの雑務がないため、きちんと仕事をこなせています。

あと、京都時代は人間関係もうまくいきませんでした。こういうと偏見かもしれませんが、京都の人ってニコニコ笑いながら嫌味を言ったりするじゃないですか。そういう遠回しな表現の仕方が自分はわからないから。

あとになって、「ああ、あれは当てこすりだったんだな」とわかりましたが、当時はまったくだったので、人間関係に支障をきたしていたんです。


――お二人の場合、フリーランスとして生きることが、ライフハックだったということでしょうか？

竹熊：それ以外に道がなかったからですかね。

鈴木：そうです。ライフハックの一つです。

発達障害者は、昔よりも生きづらくなっている？

――私が今まで当事者取材を行ってきて、若い当事者の方は親と折り合いが悪いのに親と同居しているという傾向にありました。このあたりは、現代社会の問題が関係していると思われますか？

竹熊：僕、小さい頃からできないことが多くて親に怒られていたので、このままだと母親を殺してしまうなと感じて20歳で家を出たんです。

おそらく、母親も発達障害の傾向があったのだと思います。息子に何か不満を感じたら、口に出さずにはいられない。20歳を過ぎた息子には、しつけも何もないのに……。

そんなこともあって、「**責めたてる人は遠ざける**」で生きてきました。

鈴木：僕も父と確執があり、18歳で家を出ています。でも、今の発達障害傾向を持っている若い子たちとは全然環境が違いますよね。今の子たちは一人暮らしをするリスクを取れない子のほうが多い。

竹熊：僕らの頃と、あまりにも世の中の状況が違いますからね。僕たちが若い頃は80年代で、これからバブルに向けて景気が良くなっていく時期だったので、いくらでもアルバイトがあったんです。

「フリーター」という言葉が流行って、フリーターを主人公にした映画までできた。組織に縛られない自由な生き方がもてはやされた時代です。

ところが今、その世代の人たちが「氷河期世代」と呼ばれ、正規雇用が少ないことに苦しんでいる。

鈴木：僕もまだバブルだった15歳の頃からいろんなアルバイトをしました。向いてないと思ったらすぐ辞めて、それでまた次。それが可能な時代でした。

連絡もせず、途中でバックれたのもいくつか。超適当でした。だから、いろんな居酒屋の腰巻きや制服が溜まっていました（笑）。

まずはいろいろな職種に挑戦して、小さな失敗を重ねる。そうすると、**自分の苦手分野がわかってくる**ので、「真面目に就職して働くぞ！」というときでも玉砕しにくい。この十数年で、そうした若者の特権が失われたように感じます。

竹熊：そういう失敗は、若い頃に経験しておかないと。30を過ぎてから失敗すると、結構ダメージ大きいですよ。

今の若い発達障害の方は実家暮らしが多いようですが、そういう人たちも多分80年代だったら違ったと思う。つまり、家を出ても新聞配達なんかの住み込みのバイトもあったし、何とかなっていた。今は「就職」というハードルが格段に高くなっているんじゃないでしょうか。

鈴木：今は、非正規で経験を積んでいくことがキャリアアップにならないんですよね。仕事を辞めることが「人生詰んだ」感に直結する印象が強い。

ただ、とてもリスキーな時代ではあるけれど、できれば今の若い発達障害当事者にも、いろいろな環境や仕事に挑戦して失敗することを恐れないでほしいなと思うし、社会も「すぐやめる若者」に寛容さを取り戻してほしいと願います。

お二人の「発達ハック」を教えてください！

――お二人は現在、困りごとにどう対処していますか？

竹熊：僕は手に荷物を持つとどうしても置き忘れてしまうので、かばんを斜めがけにしています。そうすると、必然的に忘れません。

鈴木：僕は今、だいぶ回復はしたのですが、「記憶障害」が残っています。

竹熊：記憶障害というと、短期記憶が飛んじゃうことですか？

鈴木：そうです。作業記憶が非常に低い状態がまだ続いているので、さっき言われたことをすぐに忘れてしまいます。

これが最近使っているニューアイテムです。今までは手にメモしていたのですが、これは**メモができるリストバンド**です。そして、指でこすると消えるんです。

竹熊：カレンダーアプリとか、ス

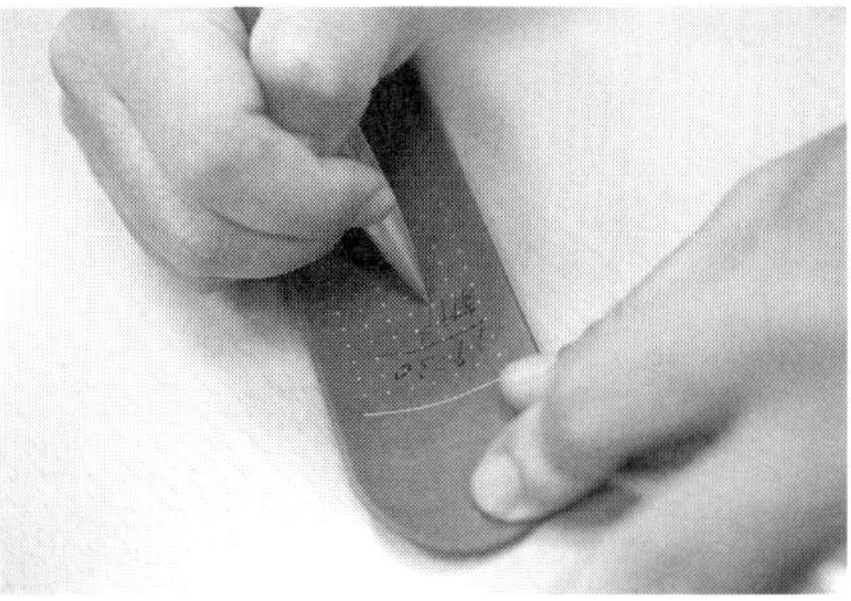

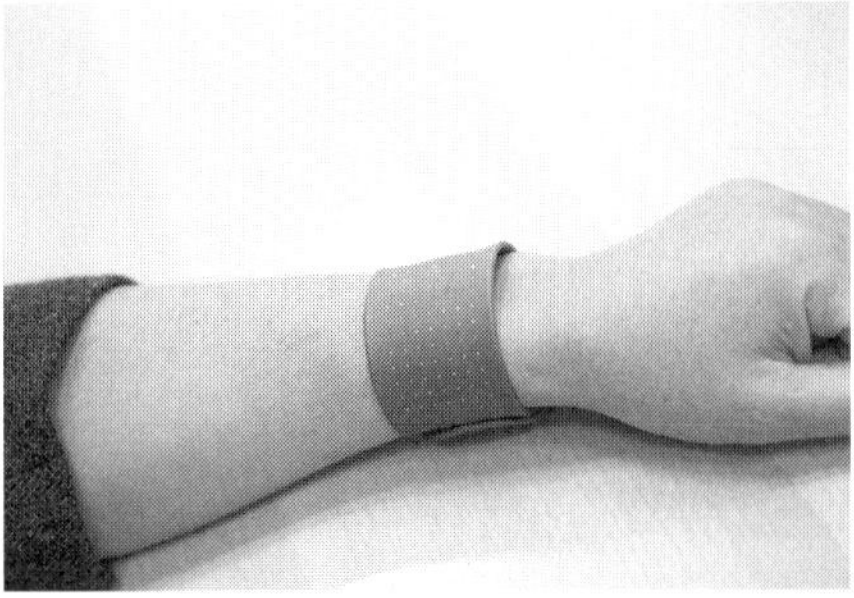

メモが書けるリストバンド

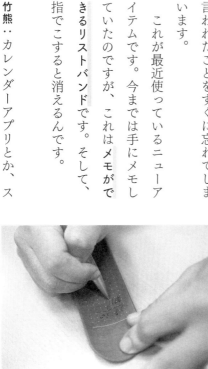

マホのメモ帳なんかじゃダメなんですか？

鈴木：それが、アプリなどを開いている間に記憶が飛んでしまうんです。転記元と転記先の距離が遠くても、目を移している間に忘れることもある。なので、準備の必要もなく自由に動かせるこのアイテムが便利なんです。

——ワンタッチで装着できるのもかっこいいですね。

鈴木：もともとは、看護師さんが患者さんの容態のメモを取るためのものらしいです。Twitterでフォロワーさんに教えてもらいました。

竹熊：僕は忘れ物が多いんですが、**忘れ物防止タグ「Tile」**を重宝しています。これを取りつけておくと、30メートル離れたらスマホが鳴って教えてくれるんです。

使っている人は多いと思いますよ。**機械に頼るのも、ハックの一つ**ですよね。

それから、時計とスマホをよく失くすので、**アップルウォッチ**を買いました。これは、お互いに音を出して場所を知らせる機能があるので便利です。そのおかげで、過去、時計を買っても1年以上失くさなかったことがなかったのが、アップルウォッチはiPhoneと連動しているので、すでに1年は失くさずにきています。

鈴木：そう言えば、僕は家の中での失くしものが病後、絶望的に増えて、失くしそうな**すべてのものに定位置を定め、そこ以外に置かない**というルールを徹底しました。でも、家の中を持ち歩くスマホは失くすんですよね……。

――ほかに、お二人が実践しているハックはありますか？

鈴木：一番は、人に頼ることです。そして、一つひとつのことをゆっくりこなすこと。これは、発達障害持ちの妻に教えてもらいました。

病前は、自分がやれることは全部、自分でやっていました。それがたとえ人の仕事であっても奪い、奪っておきながらその仕事を手伝わない人がいると、「こいつ気が利かねえな」と思う、嫌なヤツでした。

でも、妻が言うには、「全部自分でやらないで、自分のやれることでほかの人もやれるかをちゃんと見て、仕事を振りなさい」と。今まで家事もすべて自分でこなしてきたのですが、ここでようやく妻と家事の分業化を始めました。

あとは、発達障害傾向のある人は「認知資源」が普通の人より少なめだったり、疲れやすかったりするので、認知資源が削られることは減らします。たとえば、できる限り常時、耳栓をするなど、つねに自分の脳の体力が削られないようにすることはすごく大事です。

ちなみに、僕が講演会などで配布している「ライフハック集」というお土産があって、僕がやってみて効果があったハックをたくさん紹介しています。

僕の場合、一番の問題は社会行動障害なので、対人の援助希求が中心にはなりますが。

それができるのも僕がフリーランスだからで、結局はフリーランスになっていたことが最大のライフハックだったというところに落ちる気はします。それが許されたギリギリの世代だったことも含めて。

竹熊：僕も、いかに生活の中の雑音というか、**苦手なことをなるべく抱えないようにして生きています。**

一度結婚もしましたが、1年半ほどで離婚しました。ほかの女性と同棲したこともありますが、うまくいかず……。

今は父の介護のために一緒に住んでいますが、自分にとっては鈴木さんとは逆で、**人間関係の煩雑さを回避するため、一人になることがハック**なのだと思っています。

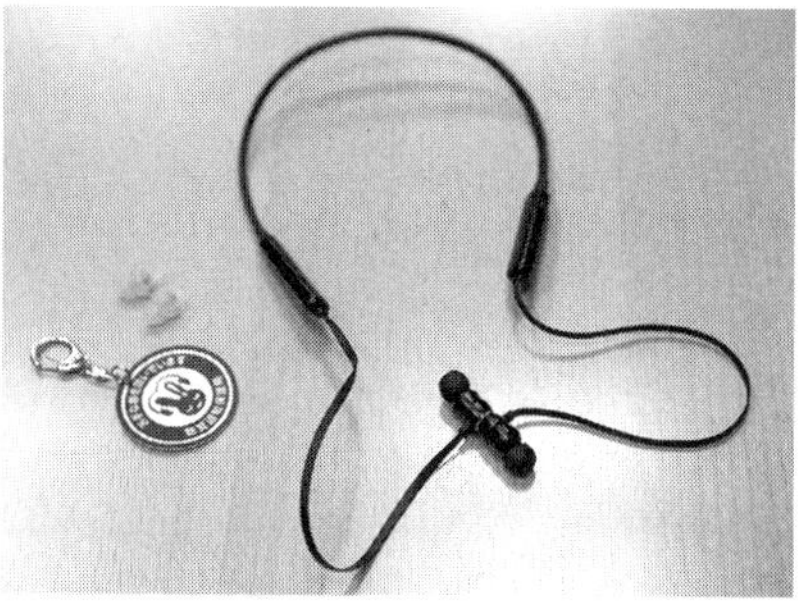

耳栓などのグッズを活用して、「音」に対処

おみやげ資料集２

お困りごとへの環境調整・対策

2019.10・鈴木大介

【１・外部からの情報を物理的に制限する】（これが土台）

・外出時、ツバのある帽子で視界をそのものを減らす。

・サングラスで目から入る光や色の情報を制限する。

・耳栓をするかヘッドフォンで音楽を聴き、耳から入る音の情報をシンプルにする。

・かばんはリュックサックにして、両手が自由に使える状態にする（片手がふさがっていることも「情報」や「注意」の一つ）

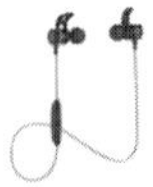
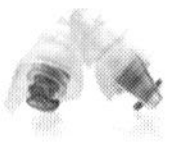
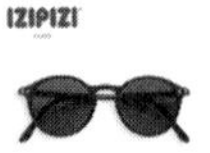

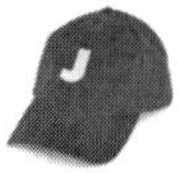
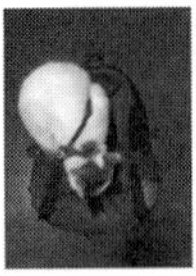

※ポイントは可能な限り「常用」すること。外部情報による刺激は気づかないうちに認知資源を削っていて、油断していると突然パニックや思考停止に陥ることがあるため。

【２・ものを使って失敗やパニックの芽を摘む】

・公共交通を使う場合、目的地までのルートを必ず書き出し、決まった位置のポケットに入れる（雑踏を歩く＋ホームを探す＋経路図を探すというマルチタスクに駅の騒音や警告音などが重なると100%パニックになるため）

・買い物の会計は最大限電子マネーカードで決済する（小銭を数える間に代金を忘れたり、店員さんの矢継ぎ早の問いかけ＝カードありますか温めますかお箸要れますかストロー入れますか等々にパニックを起こすため）。

・がま口財布を持ち歩き、レジでパニックになったら店員さんにお金を数えてもらう（首のかけ紐があれば両手フリーでパニック要素軽減）。

・予定を書くのは手帳に一本化（カレンダーアプリなどは便利なようで起動の瞬間や文字の変換中に記憶間違いが多発するため封印）

・油性ペンを持ち歩き、忘れていけないことはすぐに手の甲にメモする。

・行き先や用件別に持っていくものリストを作って、上から順番に用意する（順番にしないと忘れ物が必ずある）。

・忘れたら取りに戻るようなものはセットにして、各カバンに潜ませておく（現金・薬・ヘッドフォンと耳栓・サングラス）

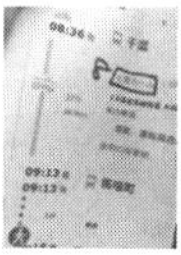
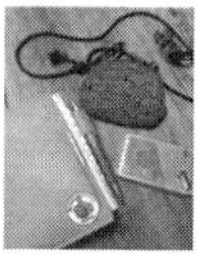
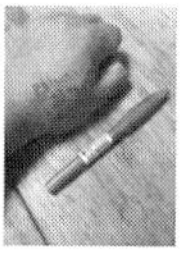
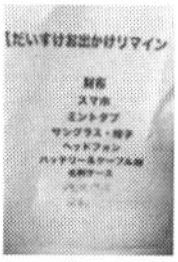

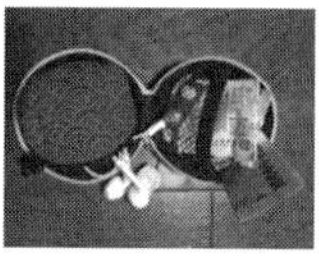

【3・習慣づけで失敗やパニックの種を摘む】

・人に伝えたいことは、口頭ではなく文書にして渡す。もしくはあらかじめ文書化して、話す際に持参する。（相手に何か説明・説得するときは絶対に！）

・考えがまとまらない時も考えを文書化することで考えをまとめる。

・相手の意図が理解できない時は何度でも聞き返す。メモを取りながら話を聞く。

・会合や提出の約束ごとなどは前日に相手に確認を取る。

・約束事はメモを復唱して間違っていないか、相手に再確認。

・人の話をきいたあと、後に相手の話しを自分の中でまとめて、それで正しいか再確認

・複雑な文書を読む際は、要点を書き出しながらゆっくり読む。音読する。

対談を終えて

出版業界のベテランお二人の対談。ここではコンパクトにまとめましたが、実際の現場は、まず竹熊さんが対談の日にちを間違えるという波乱の幕開けに……。

対談時も竹熊さんの発達障害っぷりが発揮され、話がまったく違う方向に流れていき、「話の飛躍具合がすごい」と鈴木さんが苦笑するほどでした。そして、私が必死に話を元に戻すという(笑)、ある意味にぎやかな対談でした。

お二人が模索してたどり着いたそれぞれのハックは、誰でも取り入れることができそうです。みなさんも、ぜひ参考にしてみてください。

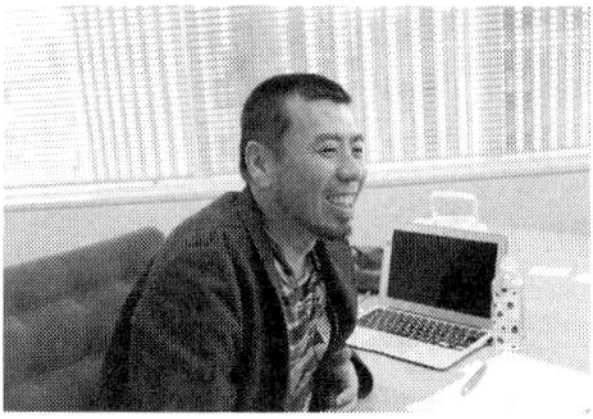

鈴木大介（すずき・だいすけ）

文筆業。高次脳機能障害当事者。1973年千葉県生まれ。子どもや女性、若者の貧困問題をテーマに取材活動をし、『最貧困女子』（幻冬舎）などを代表作とする記者だったが、2015年に脳梗塞を発症。その後は当事者手記として、『脳が壊れた』『脳は回復する』（いずれも新潮社）や、夫婦での障害受容を描いた『されど愛しきお妻様』（講談社）などを出版する。刊行予定として『「脳コワさん」支援ガイド』（医学書院）など。

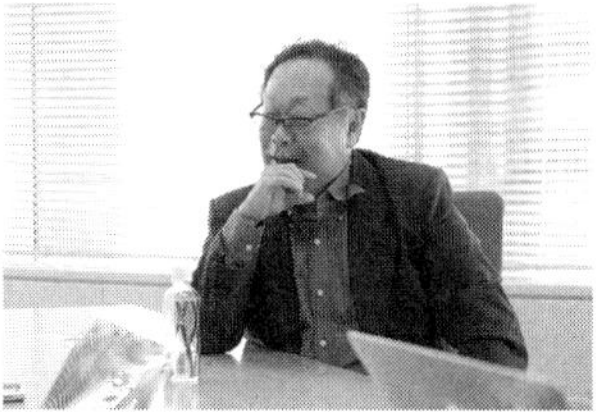

竹熊健太郎（たけくま・けんたろう）

編集家。多摩美術大学非常勤講師。1960年8月29日東京生まれ。桑沢デザイン研究所在学中の1981年、当時作っていたミニコミ（同人誌）がきっかけで編集者に誘われる。以後、一貫してフリーランスとして漫画、サブカルチャー関連の編集者・ライターとして仕事をする。1989年、漫画家の相原コージ氏とともに、「サルでも描けるまんが教室」（サルまん）を小学館ビッグスピリッツ誌に連載。90年代は、創刊当初のクイックジャパン誌でサブカル誌の影の巨匠にインタビューした『篦棒な人々』を太田出版より刊行（現在は河出文庫所収）。ほかに、『私とハルマゲドン』（ちくま文庫）、『フリーランス40歳の壁』（ダイヤモンド社）など。

おわりに

「あー、ハック使っていたのにやらかした！」

先日、そんな出来事がありました。私は忘れ物をしないよう、取材に持っていくもののリストを小さなホワイトボードに書いて玄関に貼っているのですが、そのホワイトボードを見ること自体を忘れて、財布を忘れてしまったのです。

幸い、パスモに十分な金額が入っていて、スマホアプリの電子マネーもあったので、支払いの場面で困ることはありませんでしたが、身分証なども入れている財布がないという状態にヒヤヒヤしました。

ハックの効果は、ときどき見直そう

この本の第1章で、玄関にプリントアウトしたリストを貼っていたのに、飼い猫にイタズラされて破られてしまったと書きました。

その後、Twitterのフォロワーさんから小さなホワイトボードを勧められ、この本の執筆中にホワイトボードに切り替えていました。

硬いホワイトボードなら猫に破られることはないし、忘れ物対策にもなるし、これで一件落着……と思っていたのですが、時間が経つにつれ、ホワイトボードへの「慣れ」が発生してしまい、風景の一部と化してしまったのです。

これは困った！　ホワイトボードを見る習慣をつけなければ……。

そんなときに思いついたのが、買うものや用事をホワイトボードの隅に書き込んでおくことでした。

最近では、「ヨーグルト」とか「メルカリ」（売れたものの発送忘れを防ぐため）などと書き込んでいます。こうして、風景の一部になっていたホワイトボードに変化が生まれ、再び意識して見るようになりました。

この本でご紹介したハックにも、人それぞれ合う・合わないがあったり、私のように慣れが発生して途中から効果がなくなったりすることもあると思います。

こんなとき、ハックを使っていたのに失敗してしまった……と落ち込むのではなく、「じゃあ、次はこれを試してみよう」と、気持ちを切り替えて別のハックを試してみてほしいと思います。

いろいろ試した結果、自分に合うものを取り入れるのはもちろんですが、定期的に見直す必要もあると思っています。

「発達ハック」で、生きやすい世界を！

話は変わりますが、今のところ、医学的に発達障害は治るものではないとされています。

たまに、「発達障害が治るサプリ」と称するものを売っている悪徳業者がいますが、みなさんどうかだまされないでください。正しい情報を仕入れるリテラシーを身につけましょう。

今はネットで何でも検索できる時代ですが、ネット上には不正確な情報もあふれています。確実な情報は、心療内科や精神科の医師、臨床心理士や公認心理師といった資格を持つ方からの助言や、支援センターの窓口、厚労省の発表などです。

民間資格で「心理カウンセラー」というものがありますが、医療関係者や福祉関係者より信頼度は低いと思っておいたほうがいいでしょう。

なかには、高額で悪質なカウンセリングや、医学的根拠のないセラピーで当事者からお金を巻き上げている人もいます。

発達障害傾向のある方は、物事を素直に信じ込み、言葉をそのまま受け取ってしまう特性から、詐欺や悪質なマルチ商法に引っかかりやすいことがあります。

発達障害の苦しみから逃れたい、そのためにお金がほしい——そんな焦りが生じるのはわかります。しかし、おいしい話はそう簡単に転がっていません。

もし、高額ビジネスや怪しいカウンセリングの誘いを受けたら、まず友人や家族など身近な人に必ず相談してください。

このように、マルチ商法まがいのビジネスや、医療とかけ離れた治療を受ける前に、ぜひ、この本に載っている、多くの発達障害当事者が取り入れているさまざまな「発達ハック」を試してみてください。
それによって、みなさんが少しでも生きやすくなれば幸いです。

生きやすくなると、見える景色が変わってくるはずです。
みなさん、「発達ハック」を使って、生き延びましょう！

最後に、この本をつくるにあたってアンケートにご協力くださった当事者のみなさま、ユニークでわかりやすい漫画を描いてくださった漫画家のカマンベール☆はる坊さん、デザイナーの山田さん、担当編集の三谷さん、そして最後までこの本を読んでいただいた読者のみなさま、本当にありがとうございました。

「発達障害かも?」という人のための「生きづらさ」解消ライフハック

発行日　2020年　4月20日　第1刷
　　　　2020年　7月15日　第2刷

Author　姫野　桂
Special thanks to　竹熊健太郎　鈴木大介
Illustrator　カマンベール☆はる坊
Photographer　小川孝行
Book Designer　chicoles

Publication　株式会社ディスカヴァー・トゥエンティワン
〒102-0093　東京都千代田区平河町2-16-1 平河町森タワー11F
TEL 03-3237-8321（代表）　03-3237-8345（営業）
FAX 03-3237-8323　http://www.d21.co.jp

Publisher　谷口奈緒美
Editor　三谷祐一

Publishing Company
蛯原昇　梅本翔太　千葉正幸　原典宏　古矢薫　佐藤昌幸　青木翔平
大竹朝子　小木曽礼丈　小田孝文　小山怜那　川島理　川本寛子
越野志絵良　佐竹祐哉　佐藤淳基　志摩麻衣　竹内大貴　滝口景太郎
直林実咲　野村美空　橋本莉奈　廣内悠理　三角真穂　宮田有利子
渡辺基志　井澤徳子　藤井かおり　藤井多穂子　町田加奈子

Digital Commerce Company
谷口奈緒美　飯田智樹　大山聡子　安永智洋　岡本典子　早水真吾
三輪真也　磯部隆　伊東佑真　王廳　倉田華　小石亜季　榊原僚
佐々木玲奈　佐藤サラ圭　庄司知世　杉田彰子　高橋雛乃　辰巳佳衣
谷中卓　中島俊平　西川なつか　野﨑竜海　野中保奈美　林拓馬
林秀樹　牧野類　元木優子　安永姫菜　中澤泰宏

Business Solution Company
蛯原昇　志摩晃司　藤田浩芳　野村美紀　南健一

Business Platform Group
大星多聞　小関勝則　堀部直人　小田木もも　斎藤悠人　山中麻吏
福田章平　伊藤香　葛目美枝子　鈴木洋子

Company Design Group
松原史与志　岡村浩明　井筒浩　井上竜之介　奥田千晶　田中亜紀
福永友紀　山田諭志　池田望　石光まゆ子　石橋佐知子　齋藤朋子
俵敬子　丸山香織　宮崎陽子

Proofreader　遠藤光太
DTP　有限会社一企画
Printing　日経印刷株式会社

ISBN978-4-7993- 2600-8

最後までお読みいただき、ありがとうございます。
本書を通して、何か発見はありましたか？
ご感想をくださった方には、お得な特典をお届けしますので、
ぜひ、みなさまのご感想をお聞かせください。

いただいたご感想は、著者と編集者とで読ませていただきます。
今後とも、ディスカヴァーの本をどうぞよろしくお願いいたします。